沪上名医话健康

高

类风湿关节炎
中西医认识100问

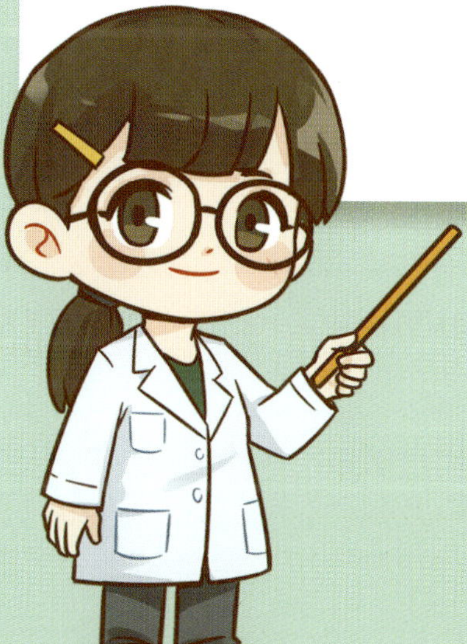

上海科学普及出版社

图书在版编目（CIP）数据

类风湿关节炎中西医认识100问 / 高洁，岳涛主编. —上海：上海科学普及出版社，2025. 5. —（沪上名医话健康）. ISBN 978-7-5427-8910-5

Ⅰ. R593. 22-44

中国国家版本馆 CIP 数据核字第 2024RS0637 号

策　　划　潘　新
装帧设计　赵　斌
责任编辑　李　蕾

沪上名医话健康

类风湿关节炎中西医认识 100 问

高　洁　岳　涛　**主编**

上海科学普及出版社出版发行

（上海中山北路 832 号　邮政编码 200070）

http: //www.pspsh.com

各地新华书店经销　广东虎彩云印刷有限公司印刷

开本 787×1092　1/16　印张 8　　字数 100 000

2025 年 5 月第 1 版　2025 年 5 月第 1 次印刷

ISBN 978-7-5427-8910-5　定价：39.80 元

《类风湿关节炎中西医认识100问》编委会

主　审　赵东宝　何东仪

主　编　高　洁　岳　涛

副主编　孔瑞娜　孙晏舲　陈　茜　夏雯洁

编　委（以姓氏笔画为序）

刁朝玥　于奕奕　万　伟　王巍峰　白凤敏
吉连梅　朱　超　任　琪　刘亚楠　刘齐龙
许倩倩　孙　敏　李　针　李　佳　李小芳
李双双　李晓彤　杨劲超　汪　芳　张文博
张兰玲　张晓刚　张舒晴　陈亚冰　陈依洁
陈瓊琍　周　婵　周吕炯　庞亚飞　郑新春
赵津鹤　胡佳琪　施冶青　夏云霞　顾志群
钱　真　钱心玉　徐　霞　高　颖　陶薇羽
梁述光　彭杨茜子　蒋　霞　靳正逸　蒲　瑾
滕　熹　戴金旭

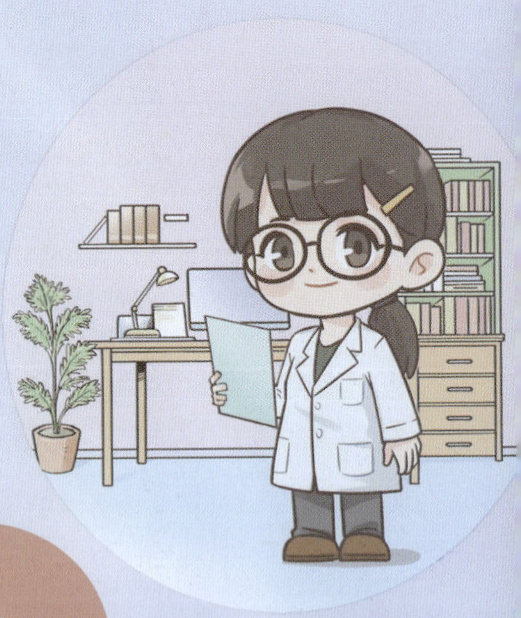

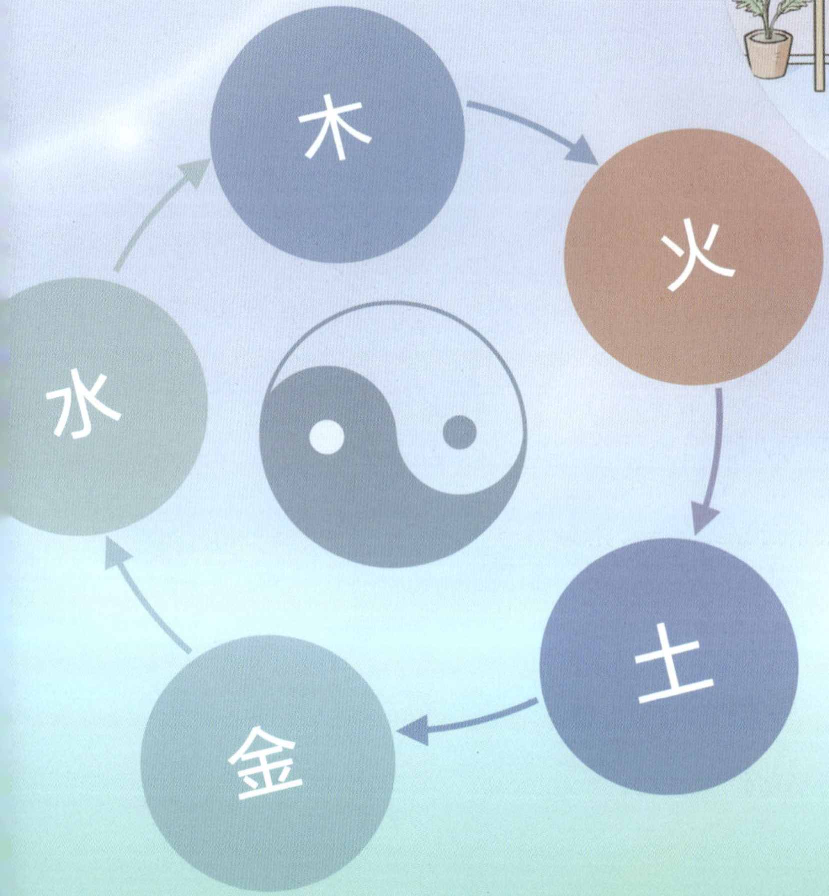
木
火
土
金
水

序

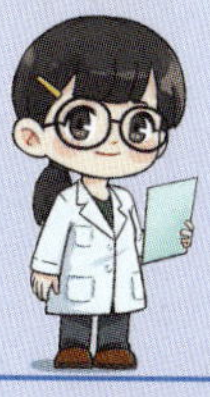

向“健康中国”目标阔步迈进

《“健康中国 2030”规划纲要》指出：健康是促进人的全面发展的必然要求，是经济社会发展的基础条件。

目前，关注疾病预防和健康管理已成为全社会的共识。远程医疗、在线问诊、人工智能辅助诊断等智慧医疗的蓬勃发展，为“健康中国”战略打下了坚实的基础。为推进“健康中国”建设，医疗卫生工作者必须以国家战略需求为导向，集聚力量，把医学研究聚焦到重大临床需求上，把提高基层防病治病和健康管理能力作为重大阶段性攻关任务，积极地向公众普及医学健康知识，特别是普及严重影响我国居民生命健康的常见病、多发病、慢性病的防治知识。“沪上名医话健康”丛书就是这一初衷使命的积极尝试。

“沪上名医话健康”丛书聚焦具体的健康领域，汇集了消化内科、呼吸内科、肝胆外科、风湿科、营养科、眼科等多方面的医疗保健知识，不仅介绍中西医结合的疾病治疗方法，也提供日常生活中的保健建议，内容丰富、贴近实际。采用开放性、问答式和图文互现的形式，方便读者更直接地获取与人体健康相关的知识，起到给读者答疑解惑的作用，让读者尽快走出健康认知的误区，关注疾病的早预防、早诊断、早治疗，落实健康生活方式，拥有充满活力的健康人生。

“沪上名医话健康”丛书的作者都是在各自专业领域有着丰富临床医学经验和深厚学术造诣的医疗卫生工作者，他们将自己的经验和知识述诸笔端，完成了这套值得向公众推荐的医学科普读物——“沪上名医话健康”丛书。感谢我们的医疗卫生工作者、出版机构！期待能看到更多的医学科普力作问世！

让我们一起倡导健康文明的生活方式，推动全社会共同推进疾病的全过程防治，为减少疾病的发生和危害贡献智慧和力量，向“健康中国”目标阔步迈进！

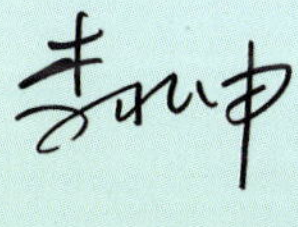

中国工程院院士

2024 年 11 月 20 日

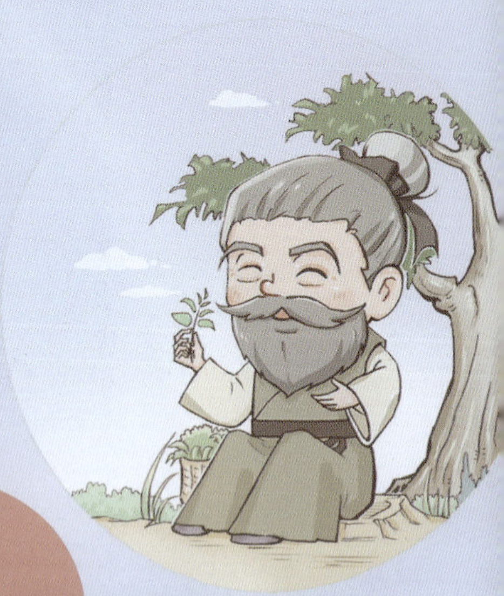

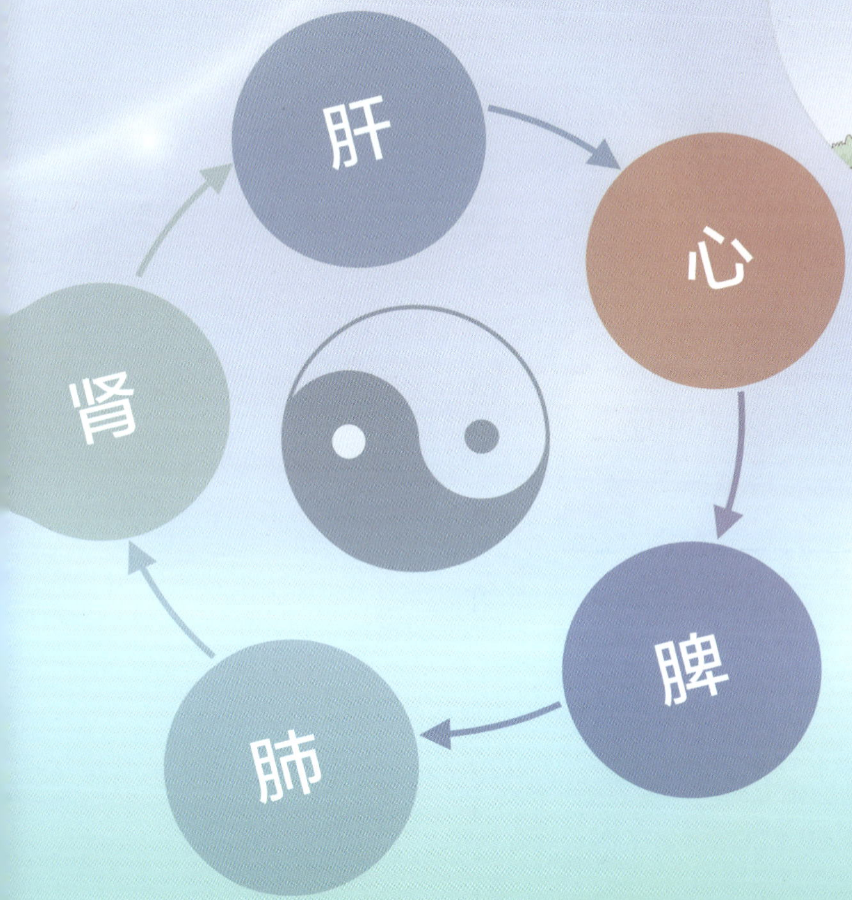
肝
心
脾
肺
肾

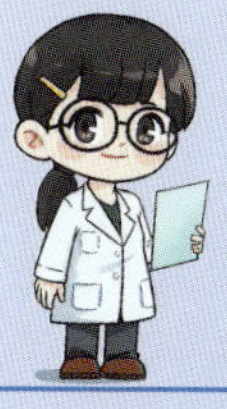

前　言

类风湿关节炎是一种古老而复杂的疾病，更是一种严重危害人类健康的致残性疾病。本书汇聚了中医与西医的智慧，力求在类风湿关节炎的病因、症状、诊断、治疗及预后康复这五个方面，为读者构建一个科学而完整的知识体系。

“中医说”与“西医说”的有机融合，是本书的一大特色。中医强调整体观念，注重辨证施治，通过调和阴阳、疏通经络、扶正祛邪等手段，达到治疗疾病的目的。而西医则以其严谨的科学态度、先进的医疗技术和丰富的临床经验，为类风湿关节炎的诊断与治疗提供了坚实的科学基础。将这两者相结合，不仅能够为患者提供更加全面、个性化的治疗方案，更能在一定程度上促进中西医之间的交流与互鉴，达到防治疾病的目的。

病因篇作为本书的开篇，深入浅出地探讨了类风湿关节炎的起源、病因与发病机制；症状篇不仅涵盖了关节疼痛、肿胀、僵硬、畸形等典型症状，还介绍了关节外的各种表现，如发热、贫血、心肺受累等；诊断篇详细阐述了诊断方法与如何判断病情活动，包括实验室检查、影像学检查等；治疗篇是本书的核心部分，不仅介绍了治疗药物与治疗方案，还模拟了患者在治疗中可能遇到的各种问题，如药物不良反应、治疗效果不佳等；预后康复篇则从中西医结合的角度，为读者提供了健康饮食、改善生活方式等方面的建议。

本书是一本全面涵盖类风湿关节炎健康知识的实用指南。它不仅能够满足患者对疾病知识的渴望，更能够在一定程度上为患者的疾病治疗与康复提供建议。我们衷心希望，让更多的患者能够科学应对疾病的挑战，重拾生活的美好。同时，我们也期待本书能够成为交流与合作的桥梁，推动类风湿关节炎诊治水平的不断提高。

编者

2024 年 10 月 16 日

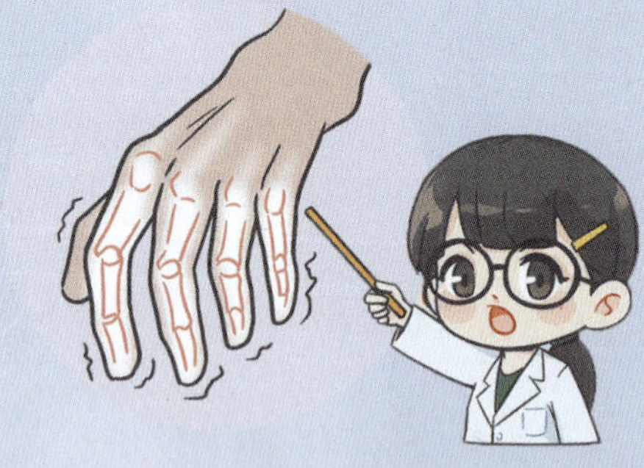

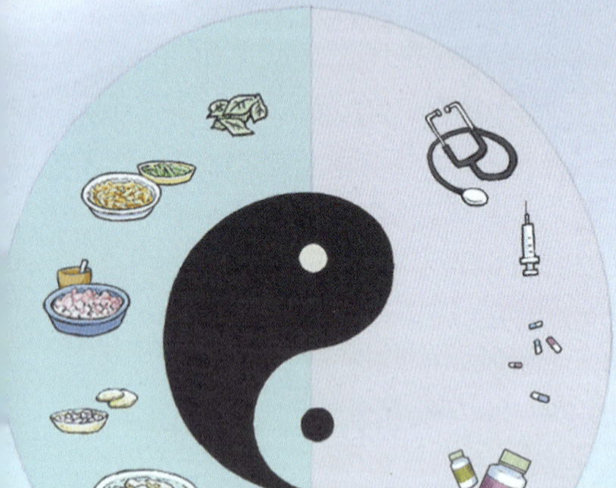
中西结合

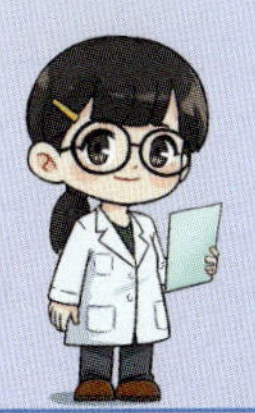

目 录

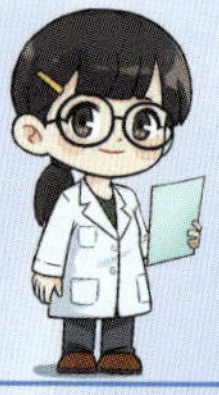

目 录

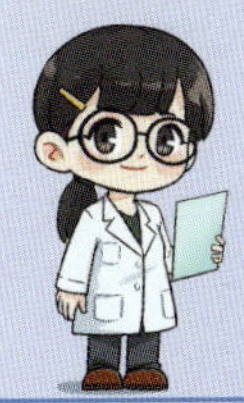

目 录

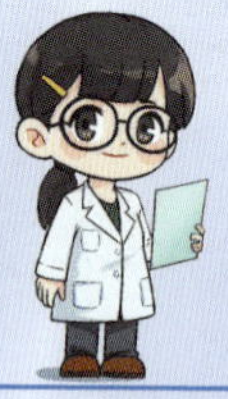

目 录

1

第一篇

病因篇

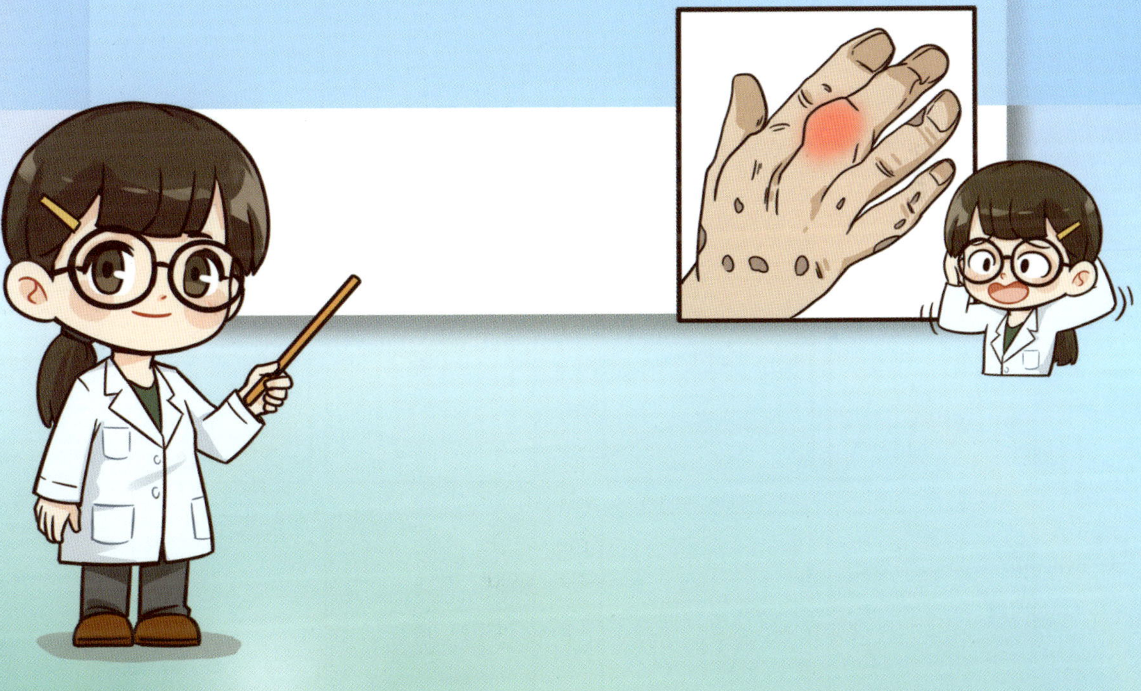

1. 类风湿关节炎是一种什么疾病?

西医说

类风湿关节炎是自身免疫性疾病。因人体的免疫功能紊乱、发生异常免疫应答，产生大量自身抗体、炎症细胞和炎症因子。它们攻击自身组织和器官，主要是关节组织，包括滑膜、软骨、骨、肌腱、韧带等，从而发生慢性、炎性、对称性的多关节炎，常导致关节损伤和残疾。一般见于手、足等小关节，以及腕、踝、膝、肘、肩关节等。由于类风湿关节炎是系统性疾病，除了关节组织，还会出现多种关节外表现，包括疲劳、皮下类风湿结节、巩膜炎、间质性肺疾病、自身免疫性肝炎、心包炎、贫血、周围神经病变、血管炎等多脏器病变。

中医说

类风湿关节炎被称为“尪痹”，属于中医“痹证”的范畴。该病发病大多是先天禀赋不足，或者劳逸不当，以致正气亏耗、受损，令风邪、寒邪、湿邪、热邪等外邪乘虚而入，痹阻经络、关节，导致气血运行不畅。长此以往，气滞导致瘀血、湿浊阻滞；人体内部的津液停滞，导致痰浊出现。于是，瘀血、痰浊一起阻滞经络，深入人体关节、筋脉、骨头，就会使身体经络、关节肌肉出现疼痛、肿大，甚至强直畸形、屈伸不利，更为严重者则危害脏腑。

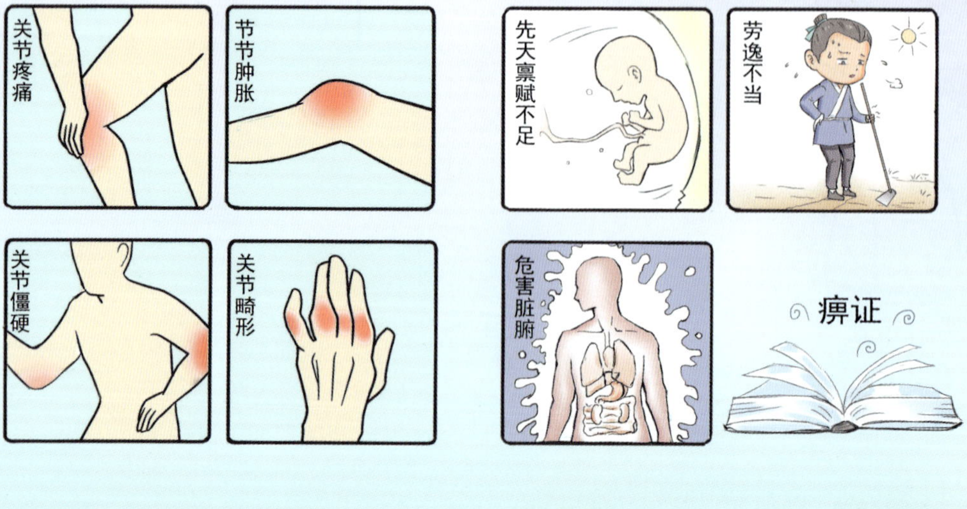

2. 类风湿关节炎在中西医中是如何命名的?

西医说

我们首先来解释“类风湿”(rheumatoid)这个词。西医最初将类风湿关节炎误认为是一种与关节液体有关的疾病，因此使用了希腊语中的“ρευματισμός”(rheumatismós)，意为“流动”或“液体”，来描述这种病症。“关节炎”(arthritis)一词来自希腊语“αρθρίτις”(arthrítis)，意为“关节炎”，关节炎是指关节的炎症和疼痛。因此，将这两个词组合起来，就组成了我们现在所认识的“类风湿关节炎”(rheumatoid arthritis)这一关节疾病。

中医说

中医认为肢体筋脉、肌肉、关节疼痛肿胀、麻木沉重、活动不利，甚者关节变形，都属“痹证”，它最早见于我国中医典籍《黄帝内经》中。当类风湿关节炎出现类似阻滞经络、关节疼痛的症状时就归属“痹证”范畴。但具体细分到当代中医所说的“尪痹”，是著名老中医焦树德教授的贡献，他从《金匮要略中风历节》“诸肢节疼痛，身体尪羸，脚肿如脱”中获得启发，把具有关节变形、肿大、僵化及筋缩肉卷、不能屈伸且有骨质破坏等症状的痹病称作“尪痹”。

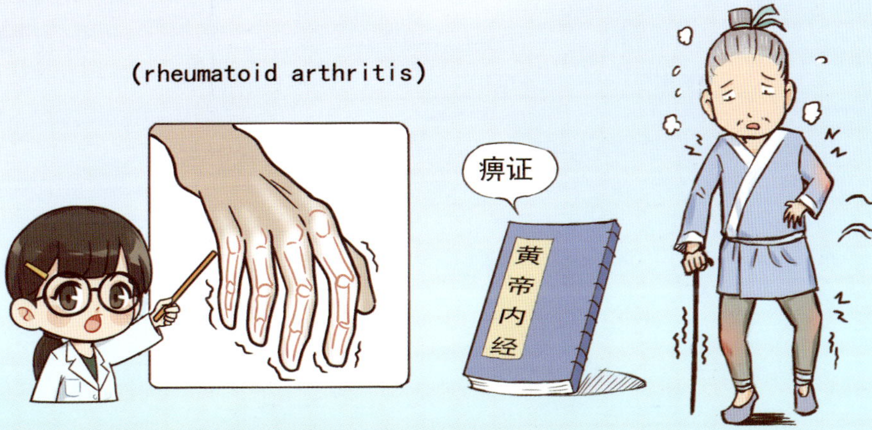

3. 类风湿关节炎发病与哪些因素有关?

西医说

类风湿关节炎病因和发病机制复杂，通常与遗传、感染、环境、内分泌等因素相关。

（1）遗传易感性。类风湿关节炎患者的一级亲属患类风湿关节炎的概率约为 11%。

（2）感染。感染病原体可能通过激活免疫系统，导致自身免疫反应。

（3）环境。吸烟能够显著增加类风湿关节炎发生的风险。

（4）内分泌。① 雌激素可调节多种免疫细胞的活性，但雌激素水平改变可导致免疫细胞调节功能紊乱。哺乳可增加女性患自身免疫性疾病的风险，且疾病的复发及恶化往往发生在产后。② 雄激素被认为是天然的抗炎激素，具有免疫抑制作用，对类风湿关节炎起抑制作用，因而男性在 45 岁以前，类风湿关节炎发病率很低。

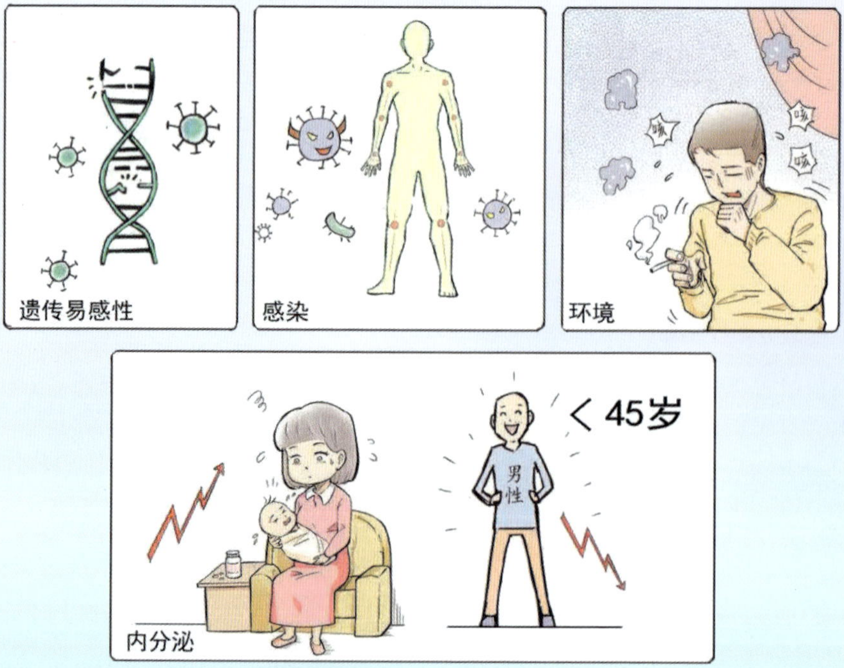

中医说

尪痹的发病机制与正气不足、外邪侵袭相关。正气是指人体抗邪的能力。正气不足时，邪气容易侵袭人体，致使闭阻经脉，导致关节疼痛。外邪包括风、寒、湿、热邪等。风邪善于游走，表现为关节游走性疼痛，部位不固定；寒邪具有寒冷、凝结、收引的特性，表现为关节怕冷、肌肉和韧带收缩受限、屈伸不利；湿邪有沉重感，湿邪阻滞经络，四肢酸胀沉重、肌肤麻木不仁、关节疼痛重着；热邪即炎热的邪气，表现为关节红、肿、热、痛，患者怕热，容易出汗、口渴等不适。

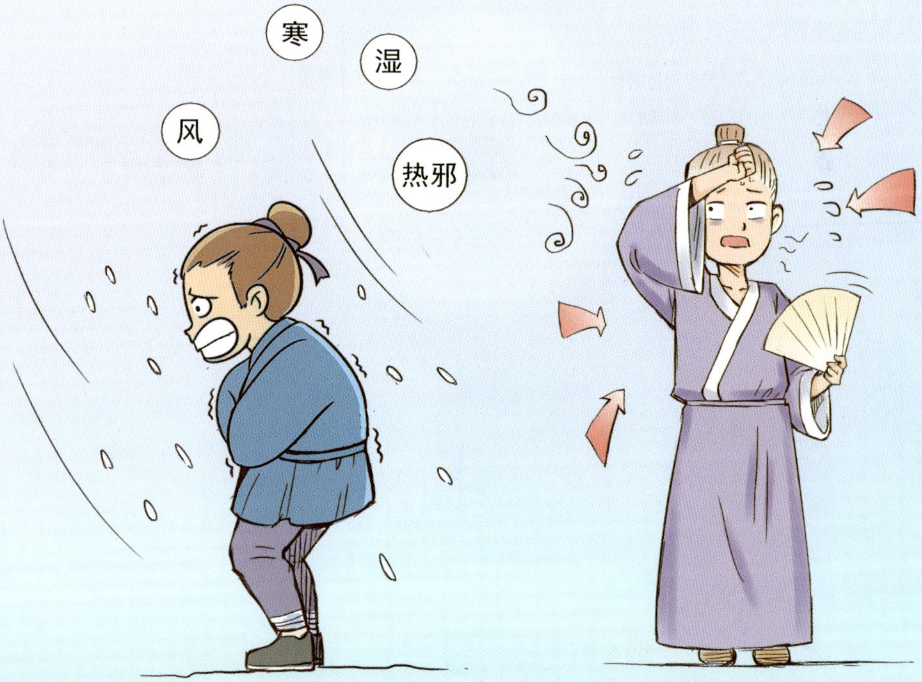

4. 类风湿关节炎究竟是如何发病的?

西医说

类风湿关节炎的发病机制复杂，涉及多个方面的相互作用。某些基因变异可能增加个体对类风湿关节炎的敏感性；而感染、寒冷、潮湿、疲劳、营养不良、创伤、精神因素等常是类风湿关节炎的诱发因素。此外，性激素紊乱在类风湿关节炎发病中也具有一定的调节作用。当个体受到遗传、环境、感染等多种因素的刺激时，可能引发免疫系统的异常反应，导致慢性炎性关节炎。

中医说

尫痹发病的主要原因有外感、内伤及先天禀赋不足。

（1）外感，即风、寒、湿三种邪气滞留关节，损伤经络经筋，阻滞及耗伤气血，筋骨受损，关节畸形。若遇季节变化或在寒湿较重时，复伤三邪，内外邪气相合则疾病发作剧烈。

（2）内伤，即正气不足或脏腑精气亏伤，卫气失司，肌肤腠理疏松，邪气迅速进入机体，导致气机、气血紊乱及经络损伤。

（3）先天禀赋不足，即素体虚弱，正气及精气耗伤无法充养，邪气更易深入脏器及关节致病。此外，根据中医天人合一理论，出生时或出生前的环境、气候、时令等也可影响先天禀赋。

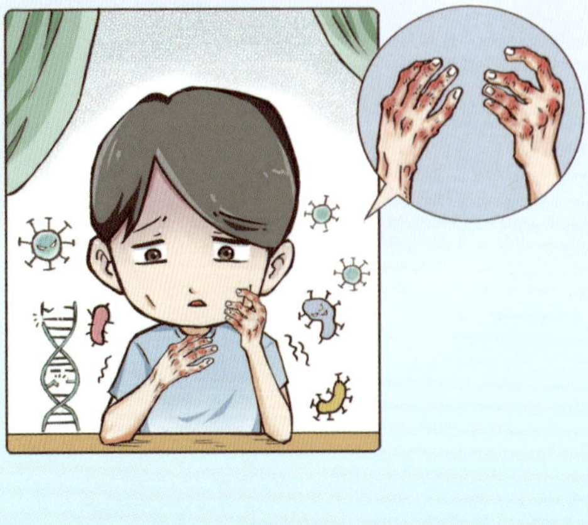

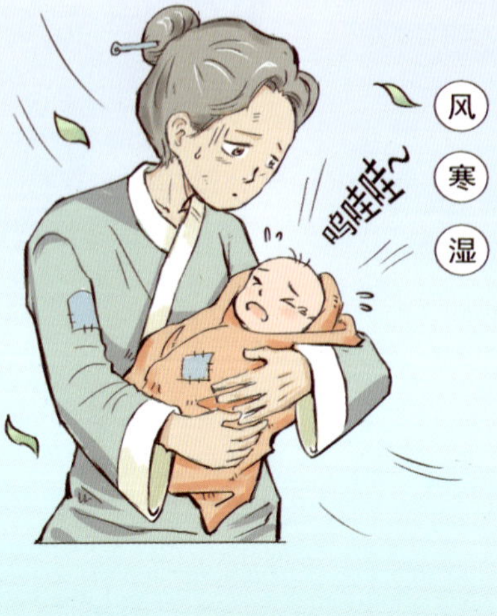

5. 感染会引发类风湿关节炎吗?

西医说

感染与类风湿关节炎之间的关系是复杂而多方面的。

当自身患免疫性疾病时，免疫系统会出现失调，错误地对人体组织发起免疫攻击。由于某些病原体抗原和自身抗原结构相似，失调的免疫系统会将自身组织误认为病原体，导致针对人体自身组织的免疫反应，从而发生类风湿关节炎等免疫性疾病。

一些病原体会直接刺激免疫细胞，导致剧烈的炎症反应。这种过度的炎症反应会引起关节内膜或滑膜受损。

慢性感染可能会导致免疫系统持续激活，从而使人容易患上类风湿关节炎等自身免疫性疾病。

尽管感染与类风湿关节炎之间存在这些关联，但仍不可以将二者直接联系起来。某些感染很常见，但只有少部分人在感染后会患上类风湿关节炎，因此很难确定两者之间的直接因果关系。

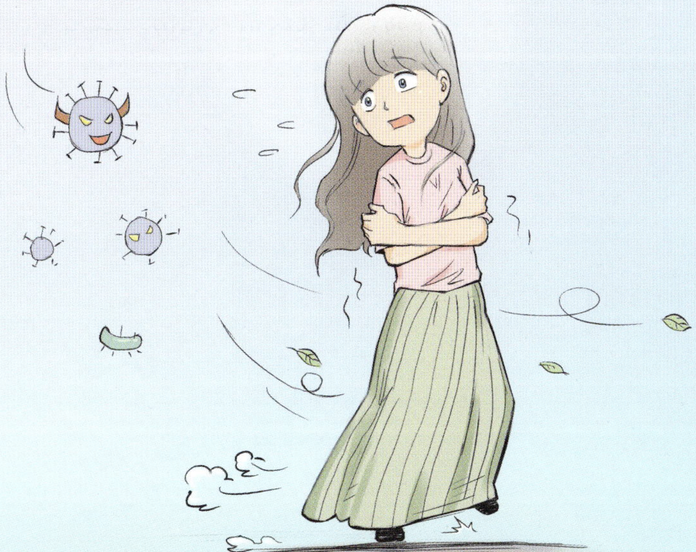

6. 类风湿关节炎的发病有规律吗？

西医说

类风湿关节炎发病一般是一个慢性起病的过程，但也有急性发作型类风湿关节炎，如患者可以明确地指出症状出现的具体日期或在几天之内，表现为对称性的关节肿胀疼痛以及晨僵等。还有一种类型介于隐匿型和急性型之间，症状常在数周内出现。

类风湿关节炎起病后，病程发展通常会表现为持续进展型、间歇型和长期临床缓解型三种类型。

（1）持续进展型。这种病程是最为常见的。

（2）间歇型。通常可以自行缓解，一般无须治疗。

（3）长期临床缓解型，又称单次发作型。这种病程比较少见。

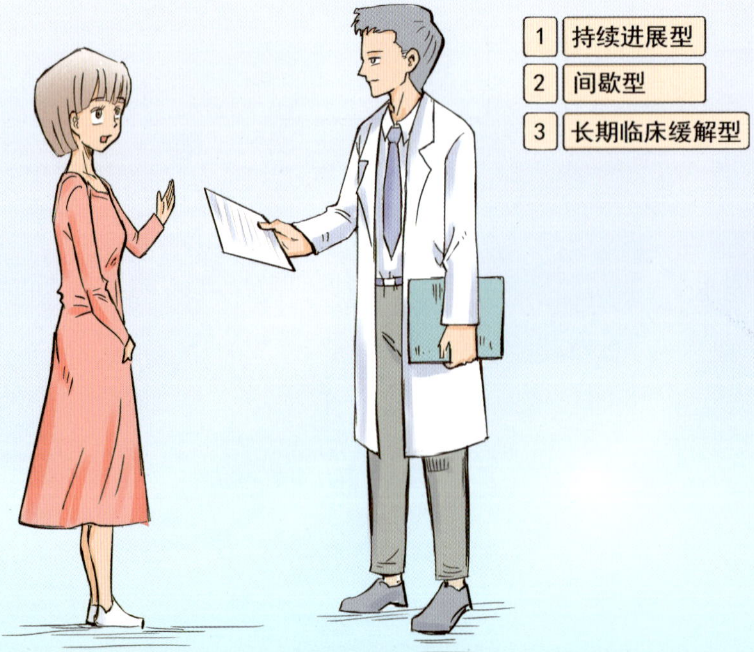

中医说

从发病时间来看，尪痹好发于春季，冬季次之，秋季发病率最低。中医认为，冬季天气寒冷，易受寒邪，痹阻阳气和血行致关节疼痛。而《黄帝内经》“冬伤于寒，春必温病”，体现了伏邪理论的思想。若冬季受邪、感伤寒冷则邪可伏于体内，或伏于肌肤，或伏于经络。春季阳气升发腠理开阖，虚邪贼风引动伏邪；若机体正气大虚，伏邪也可直接致病。

在发病年龄上，尪痹以中老年人群多发，筋骨的衰退和精气的耗伤是该年龄段发病的重要内在因素。此外，中年人群脏气亏虚，脾胃运化能力和肾气化水液功能下降，致水液不化，水液久聚则生湿气，湿气久居致关节处易生疾患，此时若感外风或寒冷，则正不抗邪，内外邪气相互搏结而致病。

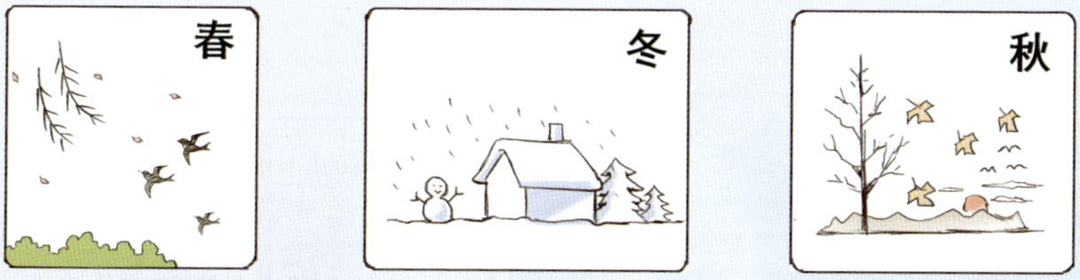

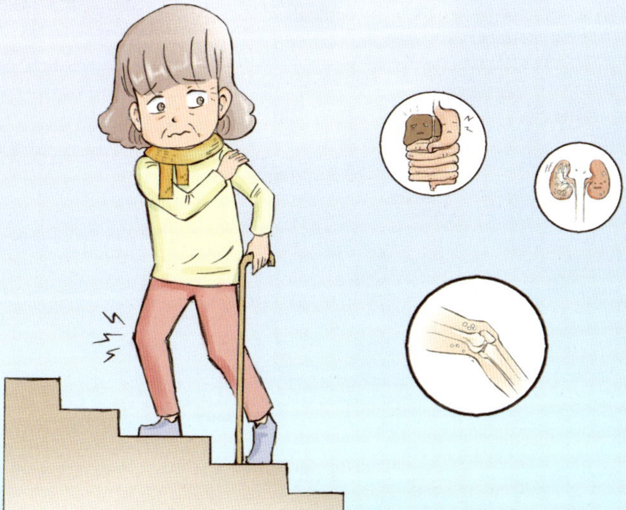

7. 风湿和类风湿是一回事吗?

西医说

风湿和类风湿是两个不同的概念。

风湿通常指风湿性疾病，是一组累及骨、关节及全身各器官的慢性疾病。风湿性疾病包括100多种疾病，如系统性红斑狼疮、强直性脊柱炎、干燥综合征等，多与自身免疫相关，因此也称为风湿免疫性疾病。

很多人还会把风湿误认为风湿性关节炎，风湿性关节炎在医学上指风湿热引起的关节炎。风湿热是一种链球菌感染引起的疾病，容易侵犯关节和心脏。

类风湿通常指类风湿关节炎，是风湿性疾病中的一种，属于风湿免疫性疾病，和免疫功能紊乱有关。类风湿关节炎主要以四肢关节肿胀疼痛为主，一般会出现关节僵硬，严重时会出现关节畸形。

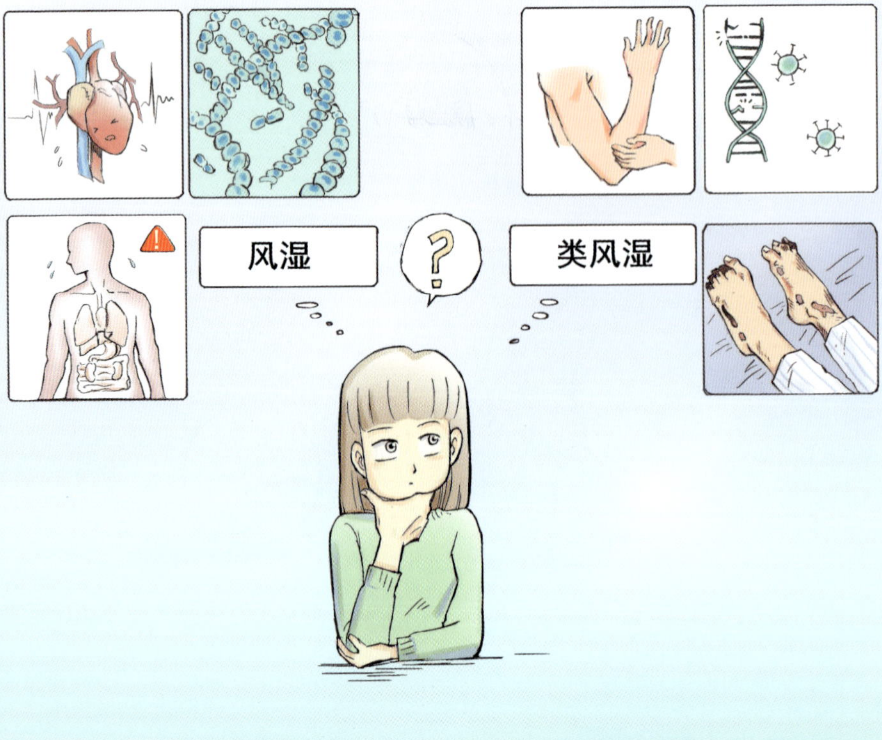

中医说

风湿与类风湿有着病因上的相同或相似，中医的风湿通常指关节肿痛、麻木、屈伸不利等这一类症状的疾病，包含骨关节炎、类风湿关节炎、痛风性关节炎等。中医的风湿与类风湿也有下列的不同。

（1）疾病特性不同。类风湿关节炎患者存在先天禀赋不足，因此相对风湿病，其发病机制更加复杂，难以辨明。

（2）治疗效果不同。风湿患者在运用祛风除湿、散寒止痛等中医治疗后，症状会有缓解，而类风湿关节炎患者用上述方法治疗不易缓解。

（3）邪气传变与内脏损伤。类风湿关节炎患者日久亏耗，脏腑受损，产生功能性和器质性的改变，而中医风湿病不一定会产生功能性和器质性的改变。

因此，类风湿虽在风湿性疾病的范畴之内，但两者也有不同。

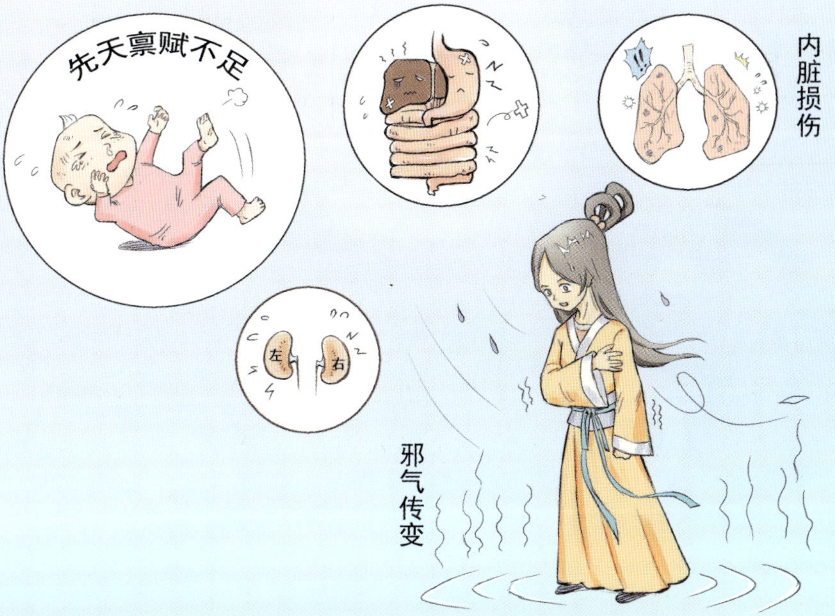

8. 为什么更年期女性更容易患类风湿关节炎?

西医说

更年期女性会出现激素水平紊乱，雌激素水平降低，导致免疫细胞比例失衡；同时雌激素与雄激素平衡被打破，也可能影响免疫系统的正常功能。而免疫紊乱是类风湿关节炎的主要发病机制，因此更年期女性更容易患类风湿关节炎。更年期女性由于身体机能和免疫力的下降，更容易受潮湿、寒冷环境因素的影响，也可能增加患类风湿关节炎的风险。

中医说

中医认为，正气不足兼外感邪气是各年龄段男女人群发病的共同基础，而女性在体质上属阴，易受寒邪侵袭影响，更年期女性由于天癸竭，地道不通，冲脉亏虚，肾精亏耗，体质多阴虚火旺，易受内外部因素干扰而情志气机不畅致郁火或痰浊。肝主疏泄，更年期女性易情志不舒，致肝疏泄失调，气机水液停滞，易化湿浊，故可滞留关节。更年期女性，或因肝气郁结化火，气郁致痰，耗伤正气，进一步使得疾病患病率提高。

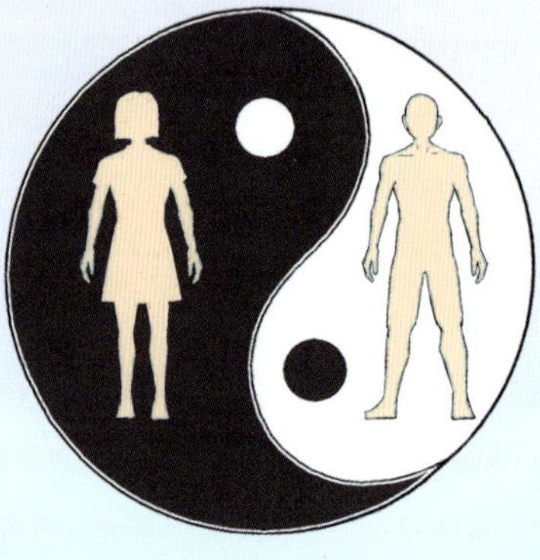

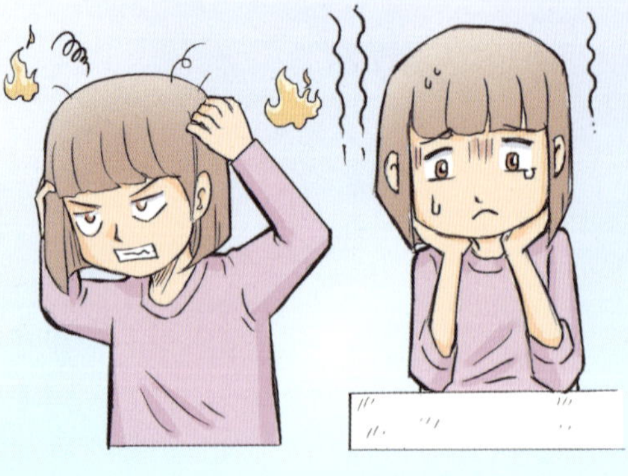

9. 类风湿关节炎会遗传吗?

西医说

类风湿关节炎不属于遗传病，不会直接遗传给后代，但存在遗传倾向。如果家族中有类风湿关节炎患者，尤其是直系亲属，其后代患病的风险可能会增加。流行病学调查显示，类风湿关节炎患者一级亲属中再次发生类风湿关节炎的概率约为 11%，而普通人群发病率则为 0.32% ~ 0.40%。

类风湿关节炎的病因和发病机制很复杂，是遗传、感染、环境、生活方式和免疫等多种因素综合作用的结果。

中医说

中医认为类风湿关节患者因先天禀赋不足可有遗传倾向。先天禀赋指个体出生前禀受父母给予一切，人因父母精气结合而生，若母体或父体脏气亏伤、精气不足、邪气外感，则腹中胎儿无法得到足够精气的充养，则禀赋不足。因此，若患有该病的父母一方或双方，因其邪气在体，正气及精气耗伤无法充养，其子女因先天精气正气不足，出生后受外邪更易深入脏器及关节致病。但该病可由多种致病因素诱发，因此，不能将其完全定义为遗传病。

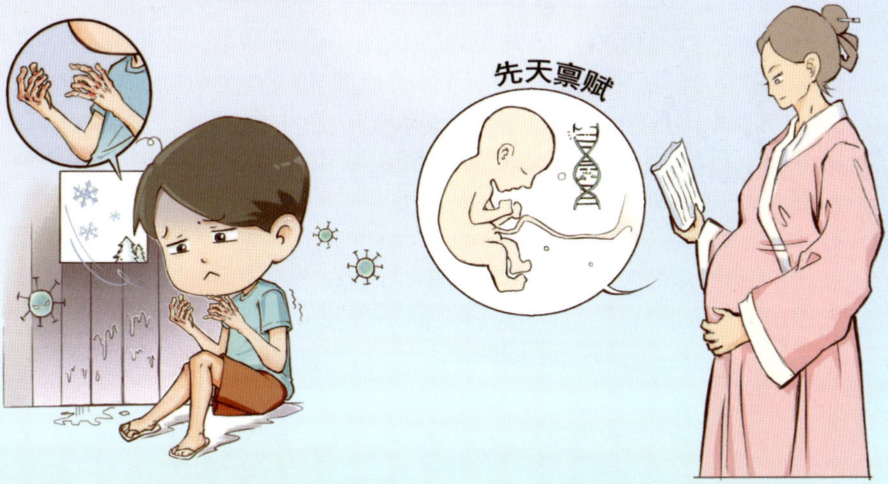

10. 青少年会患类风湿关节炎吗?

西医说

青少年会罹患类风湿关节炎。儿童期起病的类风湿关节炎，又称类风湿因子阳性的幼年特发性关节炎，是幼年特发性关节炎的一种类型，与成人起病的类风湿关节炎具有相同的遗传因素和临床特征。

在我国，幼年特发性关节炎的发病率约为 10/100 000，其中类风湿因子阳性的幼年特发性关节炎占其中的 2% ~ 7%。类风湿因子阳性的幼年特发性关节炎有明显的性别差异，女孩比男孩更容易患这种类型的关节炎。儿童期起病的类风湿关节炎以慢性关节炎为主要特征，可伴有全身多系统受累，可导致严重并发症，甚至可能会导致关节畸形，出现儿童期致残。

中医说

青少年患类风湿关节炎多与先天禀赋不足有关。胎儿在腹中受母体供养，若母体脏气亏伤、精气不足、邪气外感，则腹中胎儿无法得到足够的精气充养，出生后则体质、正气偏弱。

青少年阶段是机体生长发育的初始及重要的时期。此时肾气初发，脏气脏精不足，防御邪气的能力较弱，容易受邪气侵袭。而类风湿关节炎往往都是由外感风、寒、湿等邪气所致，青少年脏腑娇嫩，禀赋不足，三邪外感，卫气不固，致邪滞经络，经络不畅则气血痹阻，瘀血滞留四肢关节则出现四肢关节肿痛。而且，青少年内外固守能力较弱，患病后症状出现迅速，邪气容易长时间留在机体，如果机体再次受到外邪，则症状容易出现反复，甚则出现变证。

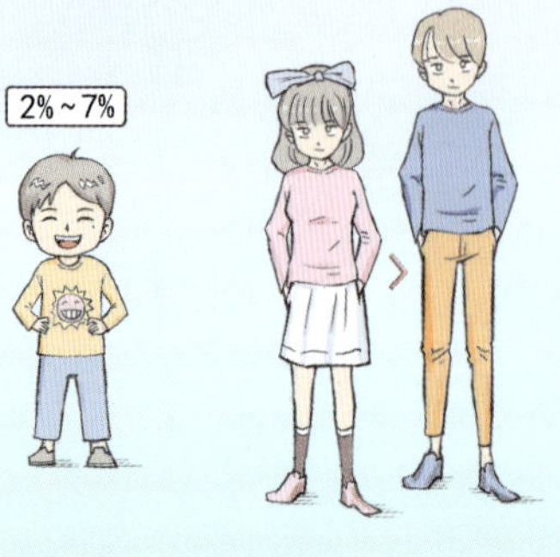

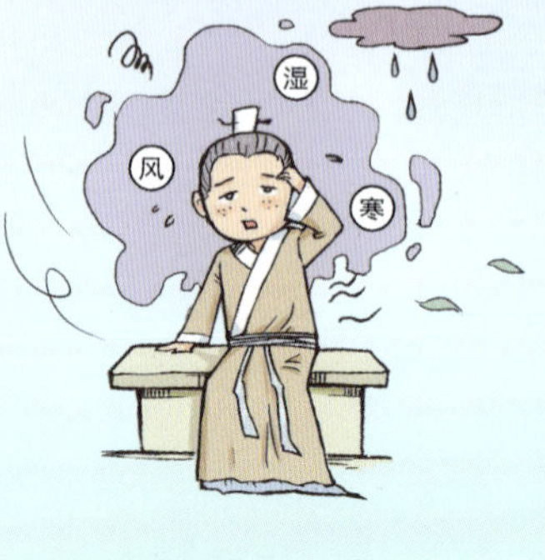

2

第二篇

症状篇

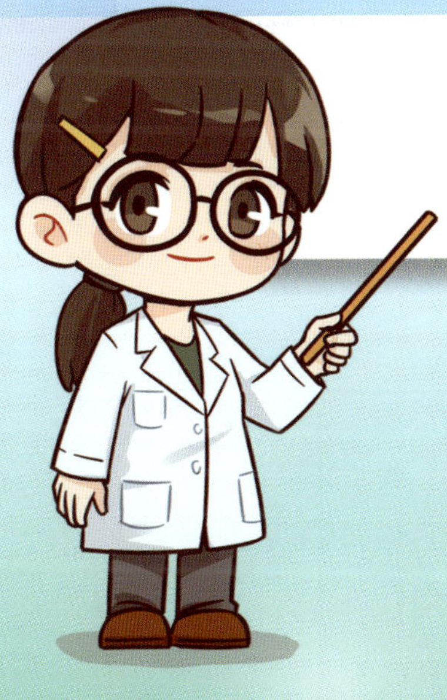

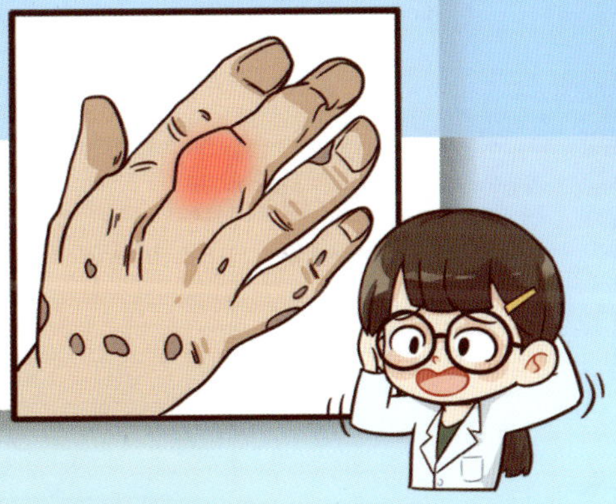

11. 出现哪些关节症状需要警惕类风湿关节炎？

西医说

当出现以下关节症状时，应警惕可能是类风湿关节炎的信号。

（1）关节疼痛和压痛。若多个关节，特别是手指、手腕、脚趾和脚踝等小关节，出现疼痛和压痛，需高度警惕。

（2）关节肿胀。关节出现不明原因的肿胀，特别是早晨起床时更为明显，这可能是类风湿关节炎的早期表现。这是因为在睡眠或活动减少时，受累关节滑膜受到炎症刺激，导致液体渗出而肿胀。

（3）关节僵硬。早晨起床后或长时间静止不动后，关节可出现僵硬和胶着感，导致活动不便。这也是类风湿关节炎的常见症状。这种僵硬感可能持续数小时，活动后逐渐缓解。

（4）关节畸形。随着病情的发展，部分病程较长的患者可能出现关节畸形，如手指关节的半脱位、尺侧偏斜等。这是类风湿关节炎较为严重的表现。

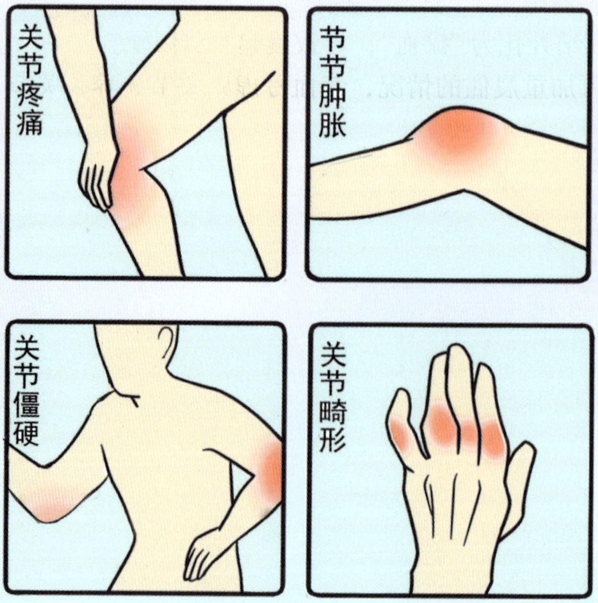

12. 晨僵和类风湿关节炎有关系吗?

西医说

晨僵是指早晨起床时感到关节僵硬、活动不灵活的现象。这种现象常见于类风湿关节炎等风湿性疾病。在类风湿关节炎患者中，晨僵通常是由于夜间关节炎症反应加重，导致关节周围的组织肿胀和积液，进而导致关节运动受限。这种现象在早晨起床时尤为突出，随着身体活动和关节的温暖，晨僵逐渐减轻或消失。因此，晨僵是类风湿关节炎的常见表现之一。

中医说

中医认为，晨僵与风、寒、湿三邪痹阻经络导致关节肿痛、气血痹阻导致关节活动不利有关。

晚上至早晨的时间段阴寒较重，类风湿关节炎患者受夜间寒气影响，内外邪气相合，气血凝滞不畅。此外，在睡眠时气血运行的速度减缓或部分肢体受压会进一步影响气血运行。内有风、寒、湿三邪，外有阴寒侵袭，气血易滞留多处经络及关节联结处化为“瘀血”，导致晨起关节僵硬。

气血不足也可加重晨僵的情况，气血亏虚则关节失养，关节失去津血的充养则关节活动逐渐受限。因此，类风湿关节炎患者的晨僵情况最为常见和频繁。但并非所有的晨僵皆是类风湿关节炎，普通人夜间感外寒也可出现晨僵的情况，但因身体正气充盛并无内外邪气影响，一般持续时间短、恢复快。

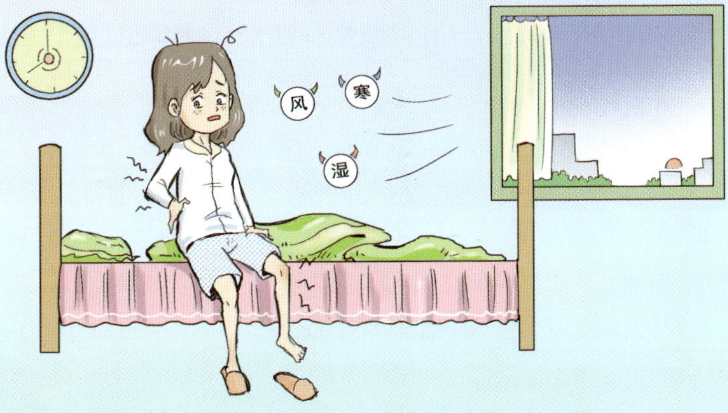

13. 类风湿关节炎常见的关节畸形有哪几种?

西医说

类风湿关节炎患者常见的关节畸形有以下几种。

(1)纽扣花样畸形。这种畸形常见于近端指间关节。患者的近端指间关节会过度屈曲，而远端指间关节则过度伸展，使得手指形状如同纽扣花。

(2)天鹅颈样畸形。这种畸形是因远端指间关节过度屈曲，近端指间关节过伸所致。形状犹如天鹅的颈部，因此被称为天鹅颈样畸形。

(3)尺侧偏斜。类风湿关节炎患者手指可能会向尺侧(即小指侧)偏斜，尤其以小指最为明显，如特征性的“Z”字形畸形。

(4)掌指关节半脱位。掌指关节可能会因为炎症和软组织的松弛而发生半脱位。

(5)腕和肘关节强直。类风湿关节炎患者受累的关节可能因长期炎症和纤维增生而变得僵硬，活动受限。这种畸形多发生在腕关节、肘关节等部位。

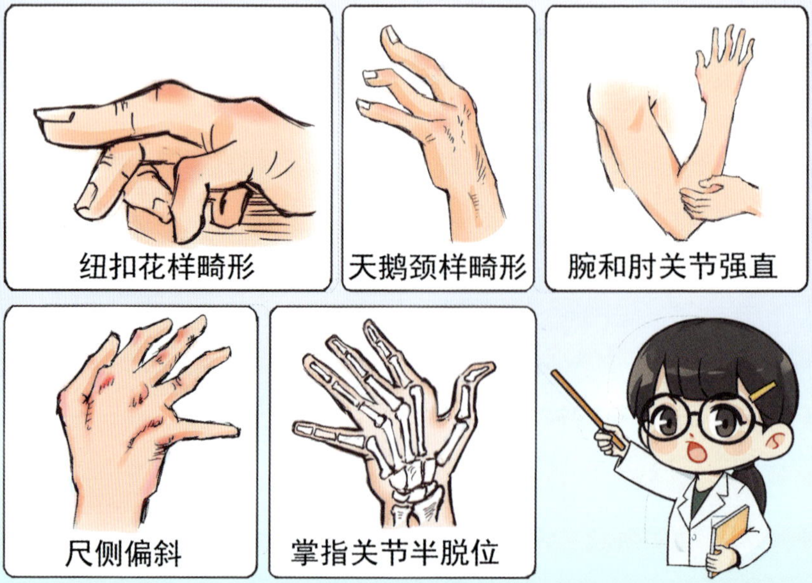

14. 类风湿关节炎会引起哪些全身症状?

西医说

类风湿关节炎可能伴有关节外症状，往往与类风湿关节炎控制不佳有关。

（1）肺部。一般有间质性肺病、肺部类风湿结节、胸腔积液等表现。

（2）皮肤表现。特征性表现是类风湿结节，常见于前臂伸侧、跟腱、枕骨结节等易摩擦部位。可因继发血管炎发生溃疡、指 / 趾端坏疽等。

（3）神经系统。增生的滑膜可以压迫局部神经，导致卡压综合征。寰枢椎半脱位可以导致颈髓受压。偶见周围神经病变。

（4）眼部。可有巩膜炎，少数角膜溃疡、虹膜睫状体炎等。

（5）心血管系统。少数出现心包积液、瓣膜增厚或功能不全等。

（6）血液系统。最常见的是贫血。长病程患者可以出现白细胞减少、血小板减少、脾大的表现，抗核抗体阳性，称为费尔蒂综合征。

（7）肾脏。类风湿关节炎本身很少累及肾脏，可能合并 IgA 肾病、膜性肾病等，也可能继发肾脏淀粉样变性。

（8）继发干燥综合征。患者可有口、眼干表现，血清学表现为抗 SSA/SSB 等自身抗体阳性。

此外，类风湿关节炎还可能出现乏力、体重下降、低热等全身表现。

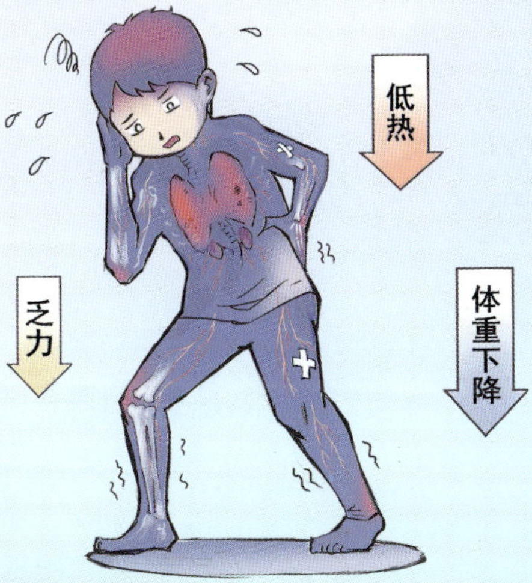

15. 类风湿关节炎会发生皮肤病变吗？

西医说

类风湿关节炎的皮肤病变临床表现主要有以下几类。

（1）皮肤血管炎表现。病情严重的患者皮肤会出现溃疡、网状青斑、持久性隆起性红斑、瘀斑和紫癜等改变。

（2）类风湿结节。类风湿关节炎常见皮肤改变。类风湿结节多出现在手肘鹰突、手腕、脚踝等易发生摩擦的关节部位；结节大小不一，小的如米粒，大的甚至能达到鸡蛋大小；结节可以预示类风湿关节炎的病情变化。

（3）反应性肉芽肿皮炎。它多出现在上肢、下肢，以红色丘疹或正常皮肤丘疹的形式、对称性地分布在手、足关节伸侧，偶有荨麻疹或溃疡形成。

（4）Sweet 综合征。这是一种典型的嗜中性皮肤病变，表现为红斑状丘疹和斑块形成的皮疹，伴发热。可由多个病因引起，类风湿关节炎常继发 Sweet 综合征。

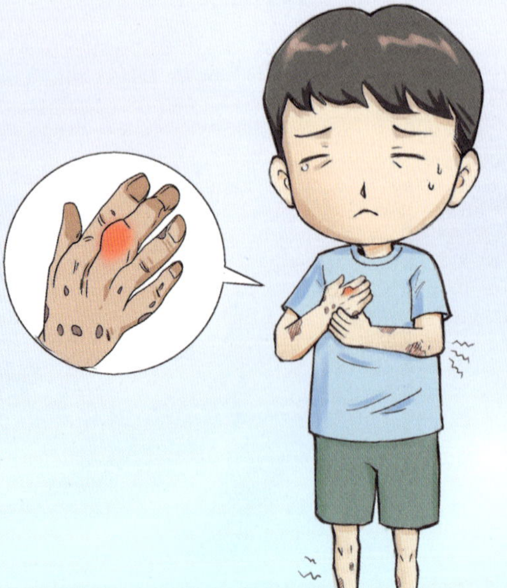

16. 哪些眼部病变与类风湿关节炎有关?

西医说

类风湿关节炎引起的眼部病变包括干燥综合征、巩膜炎、角膜病变、眼睑病变、视网膜病变以及其他眼部炎症。这些病变会导致眼睛干涩、红肿、疼痛、视物模糊等不适症状。

（1）干燥综合征。它会导致眼部干燥，出现眼睛干涩、灼热感、视物模糊等症状，称为眼干燥症。

（2）巩膜炎。它主要表现为巩膜红肿、疼痛和视力下降。

（3）角膜病变。它包括角膜溃疡、角膜炎以及干燥引起的角膜病变。

（4）眼睑病变。它包括眼睑炎和眼睑水肿。这些病变可能导致眼睛红肿、疼痛以及眼睑的皮肤破裂等症状。

（5）视网膜病变。它包括视网膜炎和视网膜血管炎。这些病变可能导致视物模糊、眼前闪光和视野缺损等症状。

（6）其他眼部病变。类风湿关节炎还可引起虹膜炎和葡萄膜炎等眼部疾病。

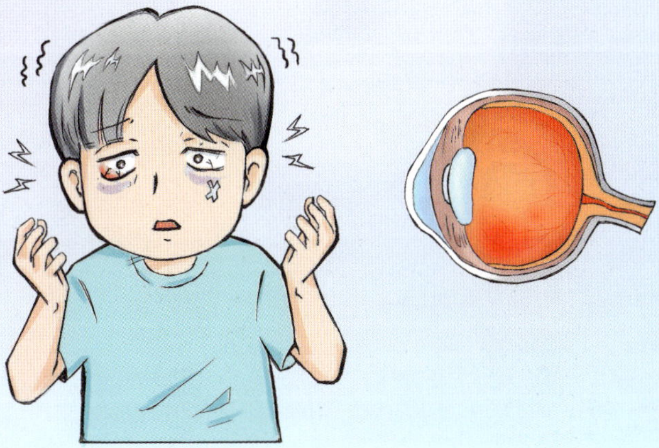

17. 类风湿关节炎会影响肺吗？

西医说

30% ~ 60% 的类风湿关节炎患者会伴发肺部病变。

（1）间质性肺炎。它是类风湿关节炎患者最常见的肺部并发症之一，是由免疫系统异常引起的肺部间质（肺组织非气道和非血管部分）的慢性炎症。患者可能出现呼吸困难、咳嗽、乏力和肺功能下降等症状。

（2）支气管炎和支气管扩张。类风湿关节炎可引起气道炎症和气道黏液的增加，增加患者患上支气管炎和支气管扩张的风险。这些病变可能引起咳嗽、喘息和气短等症状。

（3）胸膜炎。类风湿关节炎患者可能出现胸膜炎，这可能导致胸痛，尤其在深呼吸或咳嗽时更为明显。

（4）肺动脉高压。类风湿关节炎导致肺动脉高压比较罕见。肺动脉高压会增加右心室负荷，导致右心衰竭和呼吸困难等症状。

（5）其他。如肺结节和肺血栓栓塞。

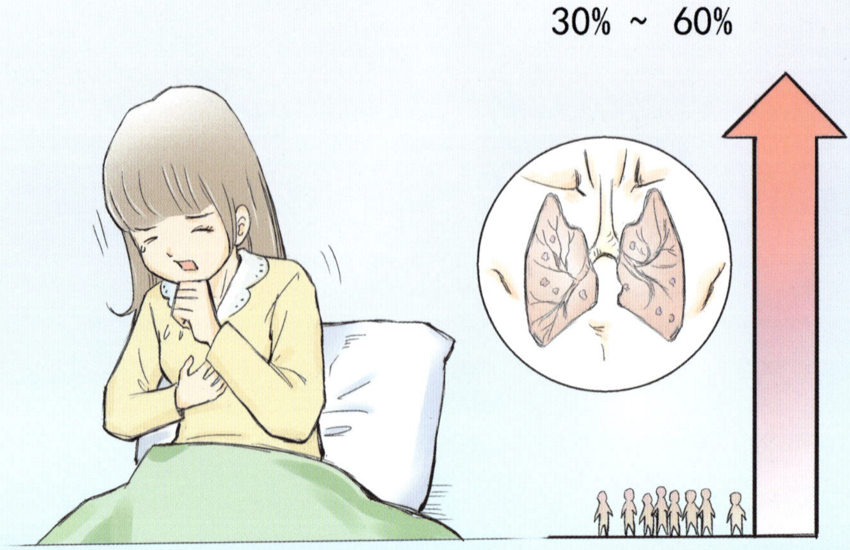

18. 类风湿关节炎会引发肾炎吗？

西医说

类风湿关节炎很少累及肾脏，但常因药物治疗而出现间接损伤，也可因慢性类风湿关节炎而并发肾脏损害，此类肾损伤比较罕见。

类风湿关节炎导致的肾损害包括系膜增生性肾小球肾炎、膜性肾小球肾炎、快速进展性肾小球肾炎、IgA 肾炎、微小病变肾病、局灶增生性肾小球肾炎、间质性肾炎以及肾脏淀粉样变等。其中，系膜性肾小球肾炎是类风湿关节炎肾脏损害中最为常见的类型。长期、严重类风湿关节炎患者中约 20% 可并发肾脏淀粉样变，临床呈肾病综合征表现，最终可导致慢性肾衰竭。

部分治疗类风湿关节炎的药物可导致肾损害。例如，青霉胺可引起膜性肾炎、新月体肾炎、微小病变等肾小球疾病；非甾体抗炎药可导致急性间质性肾炎，甚至肾小管坏死。

类风湿关节炎合并肾损伤必要时可行肾活检术，以排除其他可能导致肾损害的原因。

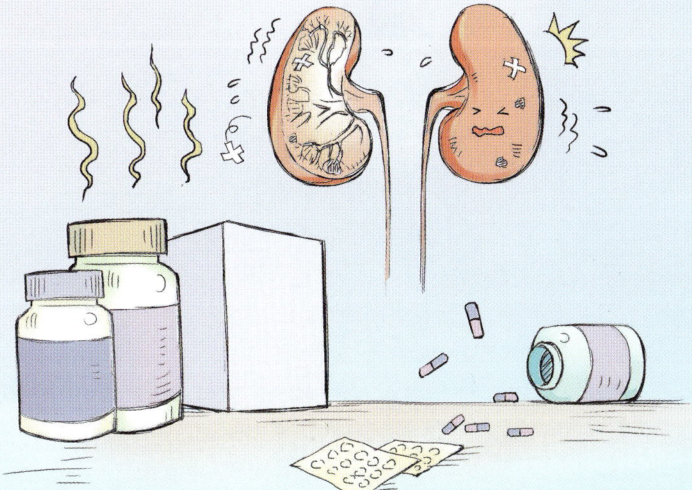

19. 类风湿关节炎会发生血液系统病变吗?

西医说

类风湿关节炎会发生血液系统损害，通常可出现贫血、中性粒细胞减少、血小板异常，甚至还可能并发血液系统恶性肿瘤。

贫血是类风湿关节炎患者最常见的血液系统损害，常与疾病活动相关。贫血程度愈重，类风湿关节炎疾病活动愈明显。类风湿关节炎患者的贫血主要表现为慢性病贫血和缺铁性贫血，少数患者为溶血性贫血。类风湿关节炎药物相关性贫血虽然很少见，但不可忽视。

除了贫血外，类风湿关节炎患者还可能出现血小板减少。5% ~ 10% 的类风湿关节炎患者出现白细胞减少。长病程类风湿关节炎患者中可出现白细胞计数下降、血小板计数下降、脾大的表现，抗核抗体阳性，称为费尔蒂综合征。

类风湿关节炎患者比普通人群罹患淋巴瘤的风险高，特别是那些长期使用免疫抑制剂的患者。

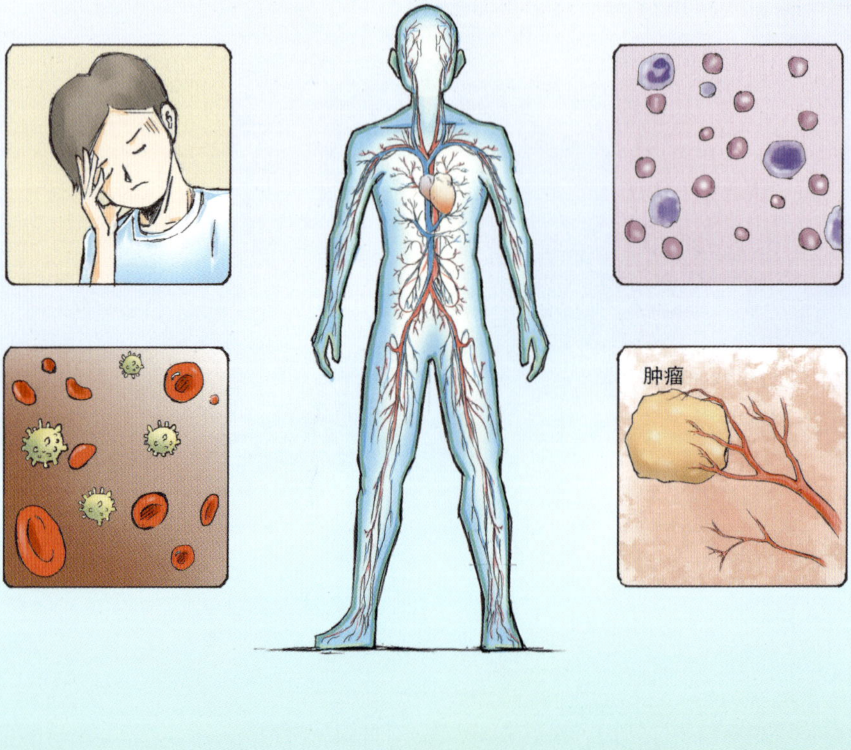

20. 类风湿关节炎会造成哪些心血管系统病变？

西医说

心血管系统由心脏和外周血管组成。

类风湿关节炎会并发心脏病变，心包炎是最常见的心脏受累表现，约 30% 患者出现少量心包积液，多见于关节炎活动和类风湿因子阳性的患者，一般不引起临床症状。其他心脏受累情况有心瓣膜受累、心肌损伤等。约 20% 的患者还有不同程度的冠状动脉受累。

类风湿关节炎还会并发外周血管病变，类风湿血管炎的发生率约为 25%，可以累及大、中、小血管，导致多种临床表现，主要有以下几种。

（1）远端动脉炎，包括皮下片状出血、甲襞梗死、坏疽。

（2）皮肤溃疡，包括坏疽性脓皮病。

（3）暗红色紫癜。

（4）周围神经病，如多发性单神经炎和袜套样感觉神经病。

（5）脏器的动脉炎，一般表现为受累动脉供应的脏器（如心脏、肺、肠、肾、肝、胰腺、淋巴结等）缺血或梗死。

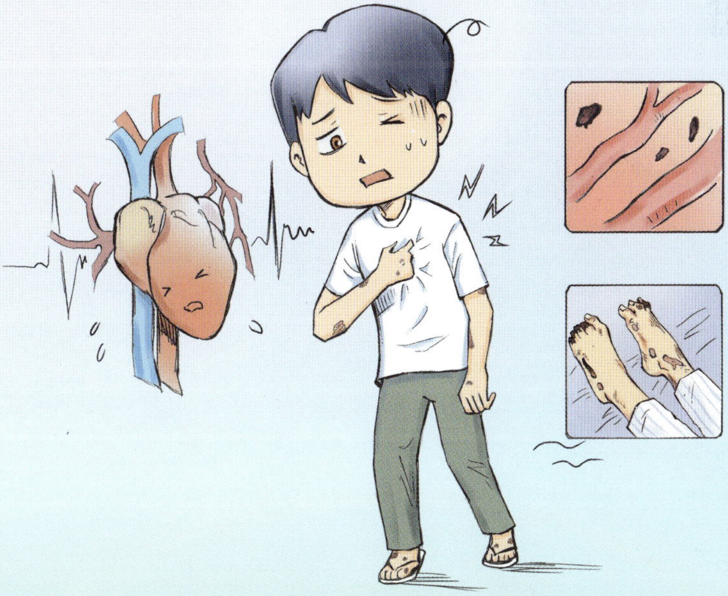

21. 类风湿关节炎患者手脚麻木是怎么回事？

西医说

类风湿关节炎患者常有手脚麻木症状，多为类风湿关节炎的并发症所导致。可能原因有以下几种。

（1）并发神经血管病。它包括轻度末梢感觉神经病和严重的感觉运动神经病（多发性单神经炎）。类风湿关节炎患者并发末梢感觉神经损伤时，会引起触觉减退、刺痛感或足部灼热感等感觉异常，患者会有手足麻木症状。多发性单神经炎患者除了感觉异常外，还可表现为无力（如足下垂），是由于小血管炎的缺血性病变所致。

（2）周围神经受压。类风湿关节炎常导致手足小关节滑膜炎，关节肿胀进而压迫局部神经。例如，正中神经在腕关节处受压时，会引发腕管综合征，导致手部麻木。

（3）手足关节炎。关节组织内炎症细胞和炎症因子聚集，进而引发关节腔积液、滑膜增生及关节周围组织水肿。这些病理变化可造成关节明显肿胀，使关节发紧、僵硬、活动受限，患者会感觉手脚麻木。

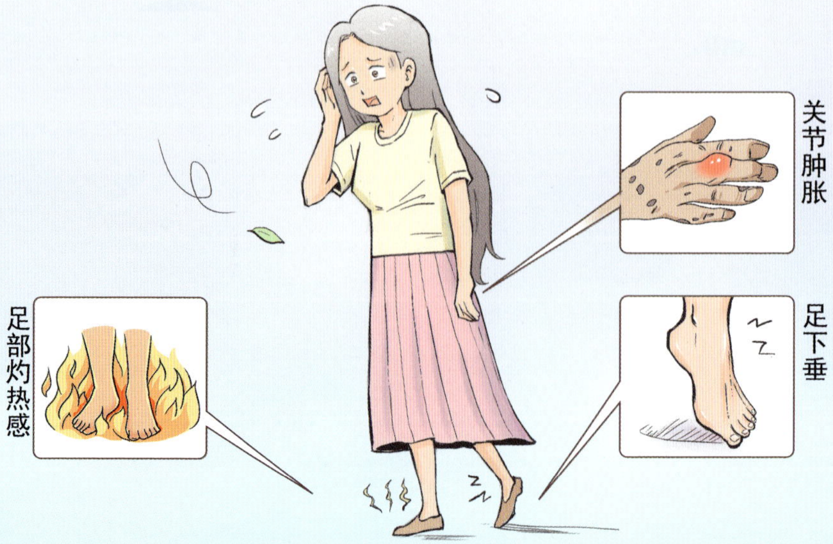

22. 类风湿关节炎患者的足趾发黑是怎么回事?

西医说

类风湿关节炎患者出现足趾发黑的症状，很可能是由于血管炎引起的。

当血管炎影响到足部的血管时，就可能造成足趾的血液循环不畅或局部血管闭塞，使得足趾部位的组织缺血、缺氧，最终坏死，表现为足趾发黑。这种情况通常说明类风湿关节炎的病情较为严重。

需要注意的是，足趾发黑的症状并非只有类风湿关节炎引起，也可能是由于其他原因，如外伤导致的皮下淤血、糖尿病引起的末梢血管炎等。

总之，类风湿关节炎患者出现足趾发黑的症状时，应及时就医，接受专业的治疗。

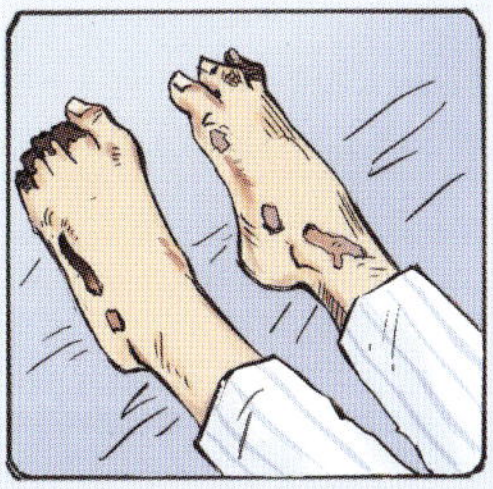

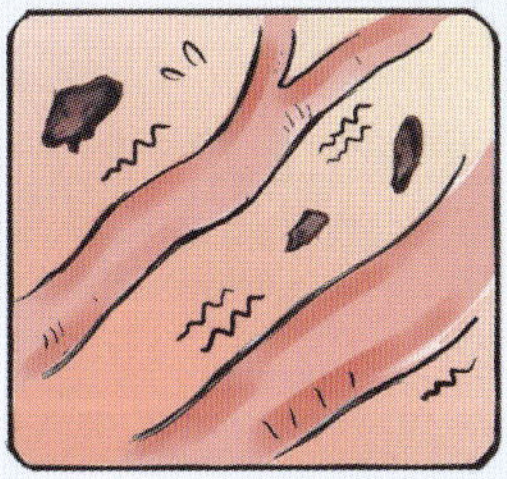

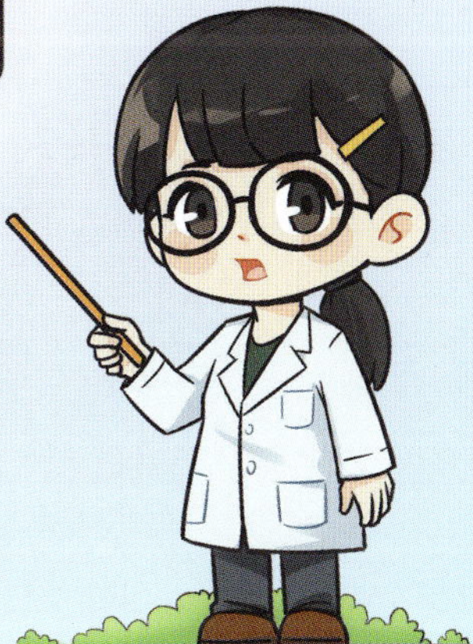

23. 类风湿关节炎患者容易出现哪些感染?

西医说

类风湿关节炎患者易出现的感染类型主要包括以下几类。

（1）呼吸道感染。它包括上呼吸道感染（如鼻炎、鼻窦炎、普通感冒、流感等）和下呼吸道感染（如肺炎）。

（2）泌尿系统感染。如尿路细菌、真菌感染，表现为尿频、尿急、尿痛等症状。

（3）皮肤感染。皮肤黏膜免疫屏障功能下降，易滋生细菌、真菌等微生物，导致感染。

（4）其他感染。例如，结核感染：由于使用激素、免疫抑制剂，类风湿关节炎患者感染结核分枝杆菌的风险增加。乙肝病毒感染再激活：使用生物制剂可能导致乙肝病毒的再激活。带状疱疹：也是类风湿关节炎患者常见的感染之一，尤其是使用生物制剂或小分子靶向药物的患者，容易感染带状疱疹病毒。

因此，为降低感染风险，类风湿关节炎患者应避免与感染源接触；使用生物制剂前，进行结核、肝炎病毒等潜在感染的筛查；酌情接受肺炎球菌疫苗、流感疫苗、新冠疫苗以及乙肝疫苗的接种。

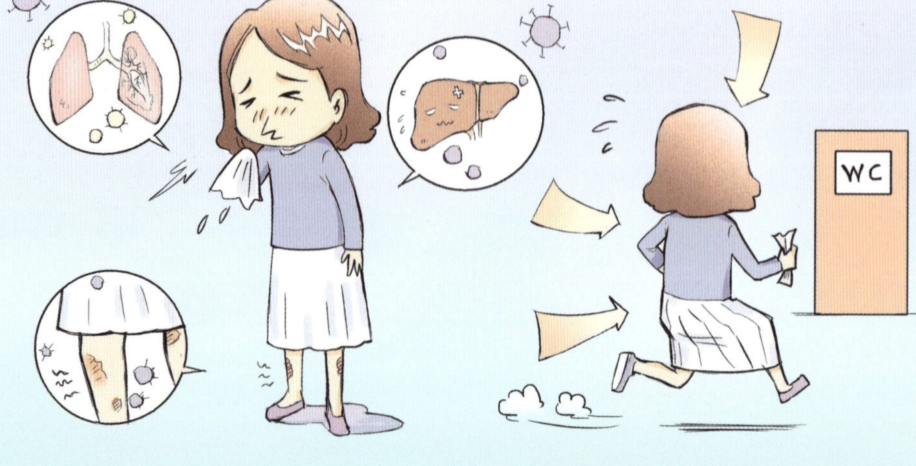

24. 类风湿关节炎会引起焦虑、抑郁等情绪异常吗?

西医说

类风湿关节炎有引起精神情绪异常的风险。据统计，类风湿关节炎患者的抑郁症发病率比非类风湿关节炎患者高出 45%，焦虑发病率高出 25%，双相情感障碍发病率高出 20%。

类风湿关节炎和情绪异常之间的关系很复杂，可能涉及许多因素。一方面，关节肿胀、疼痛导致情绪异常，而情绪异常又加重疼痛感知，疾病状态和抑郁情绪相互影响，形成恶性循环。另一方面，研究还显示，在类风湿关节炎患者中，抑郁症会增加心肌梗死等心血管疾病的风险，体内某些炎症生物标志物水平较高的人更容易患抑郁症，其中一些标志物与类风湿关节炎中升高的标志物相同。此外，随着病情的进展，一些患者的关节会逐渐畸形，最终导致残疾，对患者的生活和社会功能造成很大的影响；且疾病难以根治，增加患者的经济负担。这些都会使患者产生心理上的紧张、沮丧等情绪异常。

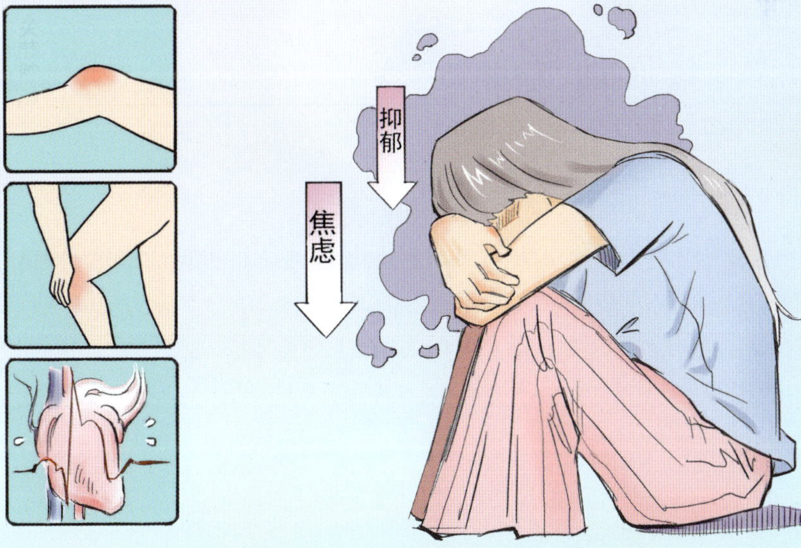

25. 如何判断类风湿关节炎病情的轻重?

西医说

风湿免疫科医生通常在临床上采用复合评分的方法对患者进行病情评估，最常用的是基于 28 个关节的疾病活动度评分（DAS28）、临床疾病活动指数和简化疾病活动指数。这些复合评分的计算依据多个关键指标，包括压痛关节数、肿胀关节数、患者对疾病的总体评分、医师对疾病的总体评分、红细胞沉降率以及 C 反应蛋白。以 DAS28 为例，通过 DAS28 的公式计算得出的数值，能直接反映患者的疾病活动度（详见表 2–1）。根据 DAS28 的评分结果，可将患者的疾病活动度分为高疾病活动度（评分＞5.1）、中疾病活动度（评分 3.2～5.1）、低疾病活动度（评分 2.6～3.2）和临床缓解（评分＜2.6）。

类风湿关节炎不仅仅侵蚀患者的关节，还可以累及关节以外的组织和器官，如皮肤溃疡、眼部巩膜炎、肺间质病变、肾脏损害、心肌炎、血小板下降和周围神经病变等。这些疾病表现往往提示类风湿关节炎病情相对比较重。

表 2–1　28 个关节疾病活动度评分（DAS28）

DAS28	疾病活动度
＜2.6	缓解
≥2.6 且＜3.2	低度
≥3.2 且≤5.1	中度
＞5.1	高度

注　$DAS28(ESR) = 0.56 \times \sqrt{TJC28} + 0.28 \times \sqrt{SJC28} + 0.7 \times \ln(ESR) + 0.014 \times PtGA$

$DAS28(CRP) = 0.56 \times \sqrt{TJC28} + 0.28 \times \sqrt{SJC28} + 0.36 \times \ln(CRP+1) + 0.014 \times PtGA + 0.96$

TJC28：压痛关节数，指 28 个关节中有压痛的关节数

SJC28：肿胀关节数，指 28 个关节中有肿胀的关节数

ESR：红细胞沉降率

CRP：C 反应蛋白

PtGA：患者对疾病活动度的主观评估

26. 为什么类风湿关节炎患者容易出现骨质疏松？

西医说

类风湿关节炎患者容易出现骨质疏松的原因，主要与疾病本身的特点和药物不良反应有关。

（1）免疫炎症。类风湿关节炎会产生大量的炎症因子，可以刺激骨吸收细胞——破骨细胞的活性，增加骨吸收，从而导致骨质疏松。

（2）关节破坏。类风湿关节炎患者常常出现关节软骨和骨质的破坏，会导致关节不稳定和结构改变，从而导致骨质疏松。

（3）药物不良反应。类风湿关节炎患者常服用的糖皮质激素可以抑制成骨细胞的活性，增加骨吸收，减少骨形成，进而导致骨密度下降，甚至骨质疏松。

（4）活动量减少。类风湿关节炎患者往往因为关节疼痛、功能障碍、活动受限，导致活动量减少，减缓骨质的重建过程，从而增加骨质疏松的风险。

（5）营养因素。患者可能因为食欲不振或疾病本身导致的消耗增加，导致营养摄入不足，特别是钙和维生素 D 的缺乏。

（6）其他因素，包括年龄、性别等。类风湿关节炎多发于中老年女性，这部分人群由于性激素分泌不足，导致骨密度下降，更容易出现骨质疏松。

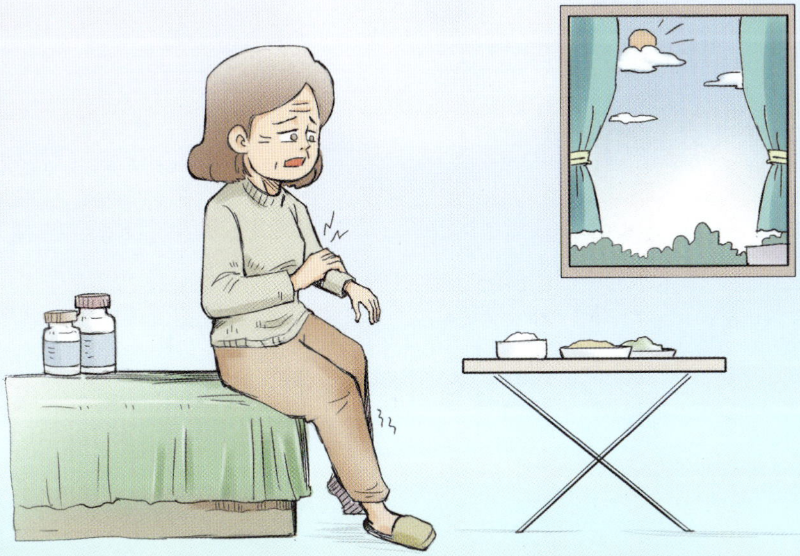

27. 类风湿关节炎患者容易骨折吗?

西医说

类风湿关节炎患者比一般人群更容易发生骨折。这主要是由以下几个原因造成的。

（1）骨质疏松。一方面，类风湿关节炎患者的慢性炎症状态、长期使用抗风湿药物，都可能会影响骨密度和骨质量，从而导致骨质疏松，使骨骼更容易发生断裂。另一方面，类风湿关节炎患者常常因为关节疼痛、肿胀和功能障碍而活动受限。长期缺乏运动会导致肌肉萎缩，骨骼负荷减少，进一步加剧骨折的风险。

（2）关节破坏。类风湿关节炎患者的关节软骨和骨常常受到破坏，这可能导致关节不稳定，增加骨折的风险。

（3）年龄和性别。类风湿关节炎患者通常为中老年人，这个年龄组本身就更容易发生骨折。此外，女性类风湿关节炎患者可能因为激素变化和骨质疏松的因素更容易发生骨折。

类风湿关节炎患者应注意保持合理的饮食，增加钙和维生素 D 的摄入，并定期进行骨密度检查。在日常生活中，还应该避免跌倒等可能导致骨折的意外事件。

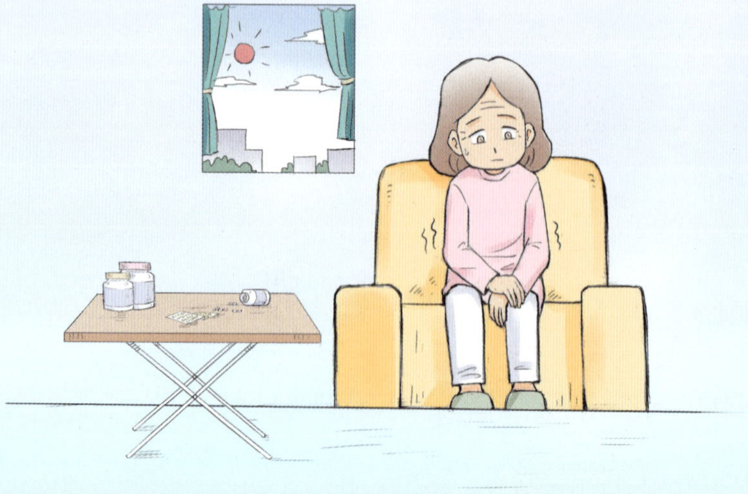

28. 类风湿关节炎患者会发生眼干、口干吗?

西医说

类风湿关节炎患者可能会出现眼干、口干的症状。这主要是因为类风湿关节炎是一种全身性自身免疫性疾病，不仅会影响关节组织，还会攻击身体其他组织器官，包括外分泌腺，如泪腺和唾液腺，导致其功能受损，发生眼干、口干，并可能合并继发干燥综合征。口干表现为吞咽干性食物困难或者有猖獗齿（即牙齿大片的块状脱落）。眼干表现为眼部沙砾感，一直想揉眼，欲哭无泪，甚至可导致角膜溃疡、穿孔等严重后果。血清学表现为抗 SSA、抗 SSB 抗体等自身抗体阳性，抗体也可以阴性。还可能伴高球蛋白血症。

当类风湿关节炎患者出现明显眼干、口干症状时，需要化验自身抗体以及作相关的眼部、口腔检查。眼部检查包括泪膜破裂时间、泪液分泌实验和角膜染色等，判断有无眼干燥症。口腔检查包括唾液腺活检、腮腺造影等，来帮助诊断是否存在口干燥症。

眼干患者可以用人工泪液滴眼液或环孢素滴眼液缓解眼部炎症和干燥，并应改善用眼习惯，保持环境湿度；口干患者可以应用人工唾液或口服药物来刺激唾液腺分泌缓解症状，平时注意保持口腔卫生和避免食用辛辣、刺激的食物。

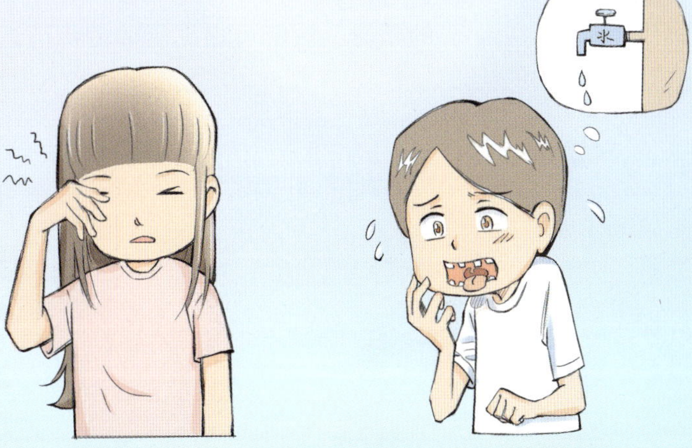

眼干　　　　口干

29. 中医认为类风湿关节炎有哪些证型?

中医说

类风湿关节炎有湿热痹阻证、寒湿阻络证、痰瘀互结证、肝肾亏虚证等证型。其中，湿热痹阻证是目前出现频率最高的证型。不同的证型，其临床表现各有差异。

（1）湿热痹阻证。它多见关节疼痛、肿胀、灼热，关节外症状可见头身困重，腹胀，大便黏腻不爽，口苦口黏，小便短黄、短赤或黄赤，女性经血色红而黏，舌质红或深红，舌苔厚腻或黄腻，脉滑或滑数或弦滑。

（2）寒湿阻络证。它常见肢体关节沉重冷痛、麻木肿胀、遇寒遇冷则肿痛加重，关节外症状可见手足不温，四肢困倦，大便溏稀，小便色清、清长，女性痛经及血块色褐，口淡黏腻，舌质淡或淡紫，舌苔白滑，脉迟滑或沉迟。

（3）痰瘀互结证。它多见关节疼痛麻木及刺痛、活动不利，关节外症状可见胸闷气短，面色晦暗，肢体有瘀点、瘀斑，女性月经血块色暗，舌质暗红有瘀斑、瘀点，苔腻或白腻，脉弦滑或弦涩。

（4）肝肾亏虚证。它多见关节隐痛、午后关节热痛，关节外症状可见头晕耳鸣，形体消瘦，发少齿摇，腰膝酸软，失眠多梦，潮热盗汗，健忘心悸，女性月经量少或推迟，骨松易折，乏力疲惫，舌质淡红、苔少，脉细或细数或细弱。

临床上，因患者体质及病势的差异，医师可根据具体的辨证论治之法，确定患病的类型，提出合适的治疗方案。

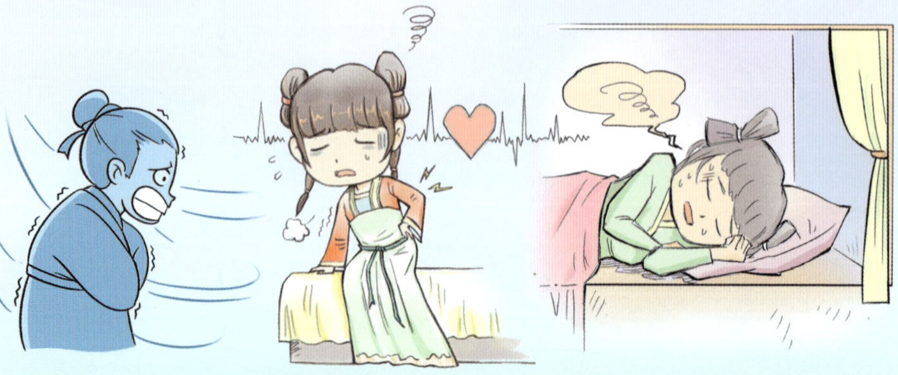

30. 中医如何看待类风湿关节炎湿热痹阻证？

中医说

中医认为湿热多由饮食肥甘厚腻之味及偏嗜辛辣之物引起，肥甘腻味道之物多难化，故多食肥甘之物伤脾，脾胃运化困阻则水液不行聚留成湿气，辛辣之物易使胃中积热，与湿邪相结，则化为湿热。此外，喜饮酒者也易致体内湿热积滞，酒者辛温、大热，饮酒失度则脾胃大伤，运化无度则生内湿，酒性温热则与内湿相合致湿热形成。

类风湿关节炎湿热痹阻证也可由素体阳盛而感受风湿邪气后久居化热引起，患者素体阳盛易致热，如炎症、上火等，若感受风湿之气，内火与湿邪相合，而成湿热。湿热内生则周身困重；迫于胃肠则大便黏腻；困于脾胃则脘腹痞满；湿热蕴胃，胃气上承于舌化舌苔，而苔黄腻或厚腻；湿热下注膀胱则小便黄赤、短赤涩痛。湿热久居机体难以祛除，阻滞经络，困于四肢关节处，症状如疼痛、肿胀容易反复发作。此外，湿邪易困阻脾气，则运化失司，不断致湿气形成。

治疗上以清热燥湿及清热利湿为主，兼以运化中焦、理气健脾，辅以通利关节，消肿止痛。饮酒者加以醒脾解酒、开胃之药，饮食辛辣者，可加以清胃火，泄胃热之药。根据湿邪与热邪在个体上的偏盛不同，可分为湿重于热、热重于湿及湿热并重，根据湿热三种不同的偏盛表现酌情调整。热耗津液，湿邪夹热邪久居于体内灼耗津液，因此湿热清退后，以补脾健运为主，兼以补气养津，辅以活血通利关节。

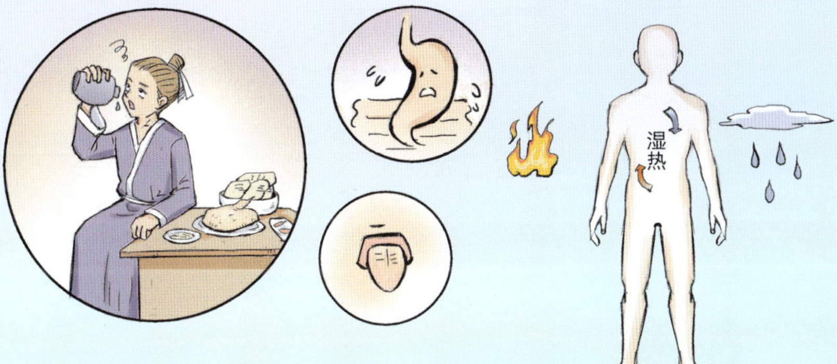

31. 中医如何看待类风湿关节炎寒湿阻络证?

中医说

中医认为寒湿多由外感或久居阴湿之地引起，气候变化，天气冷湿，未作防护或素体阳气不足，寒湿侵袭机体，滞留关节致病。寒湿痹阻血脉，气血失去温煦则凝滞，出现疼痛。寒邪及湿邪为阴邪，易伤阳气，脾胃阳气易损伤，久则损伤肾阳则形寒肢冷。

如若素体阴盛、体质偏阴，感受双邪，易致寒湿内盛而发病，故寒湿阻络证也多见于女性，因女性体质属阴、多寒。此外，寒湿痹阻关节处若遇雨季，阴冷潮湿，内外邪气交织，使疾病病情加重。

治疗方法如下：

（1）避寒湿。也就是在天气变化剧烈时或雨雪季节等天气寒冷时做好防护，避免寒湿外侵。

（2）正阳气。可用艾灸、针灸、导引按摩催发阳气。艾灸之火为纯阳之火，具有温通经络、温阳散寒、扶正祛邪、活血行气的功效，选择补益及温阳作用的穴位艾灸，刺激升发阳气、补益正气。针灸可刺激经气，扶正祛邪。需注意的是，两者均要避免过劳、饱食、体虚体弱、剧烈运动、身体不适时运动，女性则避免月经期时运动。

（3）散寒湿。其一，运用温阳散寒，除湿止痛药物。此类药物一般性味辛散，可散寒通窍，活血利气。其二，运用温补脾胃药。中焦健运，则湿气自除。其三，运用活血化瘀药。寒湿邪气滞留，损伤阳气，收引气血，气血失于温煦凝滞或成血块等，可加用活血化瘀类药物，增强气血运行。

（4）补阳气。寒湿日久，必伤肾阳，肾阳虚衰则体寒甚重，可根据患者疾病情况酌情运用补阳药。

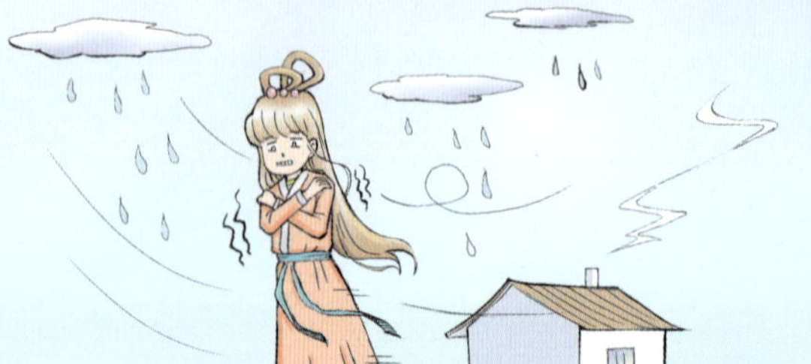

32. 类风湿关节炎舌质紫暗是怎么回事?

中医说

心主血脉，舌为心之苗，舌质紫暗则表示体内气血瘀阻不畅，而类风湿关节炎的患者出现该现象的因素多为邪气久居损伤经络及脏腑所致。

类风湿关节炎患者，风湿邪气久居与四肢关节及经络处，邪气破坏经络血脉正常运行，则气血运行受阻，气滞血瘀，则血行缓慢，其色深，甚者可有血斑、血块形成，进一步阻滞血道运行。邪气伤正，邪气久居易伤五脏正气，如邪气伤脾致湿内生，湿可生痰，痰可致瘀，痰瘀互结，进一步造成血瘀内生的恶性循环；邪伤肾气，久则肾阳虚损，阳气不能温煦及推动血液运行，则血行迟缓，重则血瘀；类风湿关节炎患者，风湿邪气由肌表腠理入肺脏，则肺气壅滞，而肺朝百脉，百脉之血入肺，若肺气不畅，则血运不畅。

此外，类风湿关节炎患者因疾病困扰易情志不畅，则致肝气不疏，肝气郁结，气机不畅，气血运行失常，则致瘀血。

在治疗方面，中医认为，首要以活血化瘀为治疗方法，但需细分病因病机，如邪伤经络，则以活血化瘀、通络止痛为主要治则；若邪伤脏腑，需以调补脏气、扶正祛邪、活血逐瘀止痛为主要治则，因此根据不同的具体病机，运用不同的治疗方法。除治疗外可适当进行运动，刺激经气的运行；保持情志舒畅，使气机畅通；顾护正气，避免饮食刺激、劳倦体伤、外感邪气等。通过内外调的方法，缓解类风湿关节炎瘀血内阻的情况，改善舌质紫暗或瘀斑、瘀点状况。

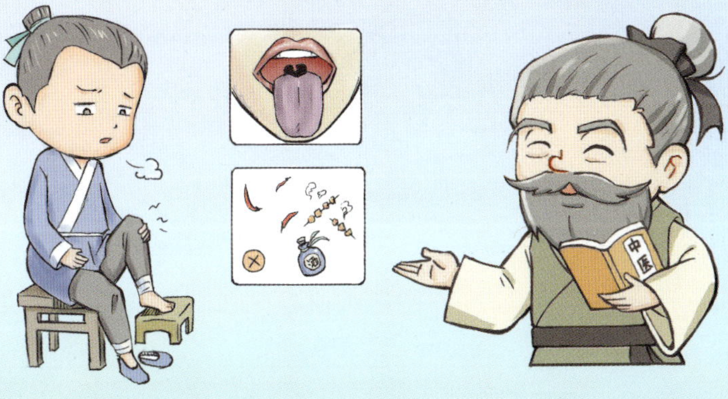

33. 中医认为哪些体质更易患类风湿关节炎?

中医说

根据类风湿关节炎的成因，气虚质及痰湿质者可能更容易患类风湿关节炎。

（1）气虚体质。卫外不固，则邪气易侵害机体，正气抗邪无力，邪气滞留，而因正气虚弱无法对峙邪气，故在早期感邪时患者可能并无过于剧烈的症状，久则邪气损耗正气，正气进一步亏伤则病情逐渐加重，甚者正气虚损久矣，邪气内陷直入脏腑则症状剧烈，如周身疼痛、无法站立行走等。

（2）痰湿体质。由于内生痰湿与外感风湿邪气相互搏结，湿邪困阻关节的情况更为严重，若此时正气不足或虚损或尚未恢复，则邪气内侵，造成疾病的快速发展。且易受气候影响，气候变化剧烈或天气阴湿，素体内痰湿邪气，阻滞四肢及关节处的经气及血行，久则疾病发展。

而体质的成因有先天及后天的因素，父母先天之精禀受，造成了人体质的特异性，而后天精气亏伤，或饮食、劳倦、损伤等易出现体质的改变。如痰湿质，痰湿的形成与肺、脾、肾及三焦相关，若三脏因后天饮食、劳倦、情志失畅、内伤外感等致三脏损伤则水液代谢异常，水液凝聚则生饮、水饮滞留则生湿、湿气凝结则生痰，故而致素体痰湿困阻。又如气虚质，后天由于劳累过度、情志过激等久则正气耗伤、岁长体衰，正气难以恢复，故而形成类风湿关节炎。

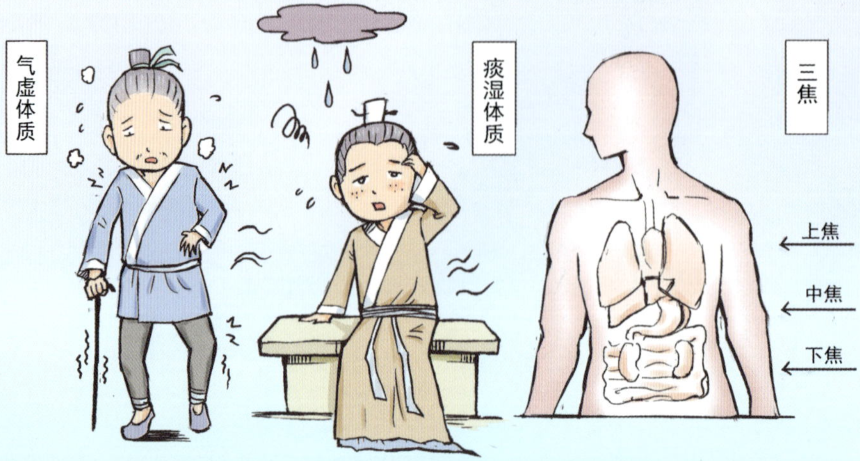

34. 中医如何看类风湿关节炎患者出现腰膝酸软、耳鸣、头晕的症状？

中医说

中医认为腰膝酸软、耳鸣、头晕三个症状与类风湿关节炎有关。类风湿关节炎属于中医“尪痹”范畴，而尪痹有一证型是肾脏亏虚证。《黄帝内经》中指出：“肾藏精”；“腰者，肾之府”；“肾在体为骨，主骨生髓”；“肾开窍于耳”。意思是，肾封藏人体内的精微物质；腰部是肾脏居住的处所；肾脏在人体主要代表骨头，可以生成骨髓；肾脏开窍的地方在耳朵。就像一棵小树苗的种子，有充足的水分、营养和光照才能茁壮成长、开枝散叶，肾脏亏虚，肾脏中的精微物质不足，无法滋养腰部，就会导致腰部发酸。而膝盖也属于骨头，肾精亏虚，无法涵养膝盖，就出现膝盖发软。此外，肾脏亏虚，无法生成骨髓，骨髓缺少，髓海不足，无法濡养大脑，就会出现头晕。而且肾脏亏虚，无法营养耳朵，就会出现耳鸣。

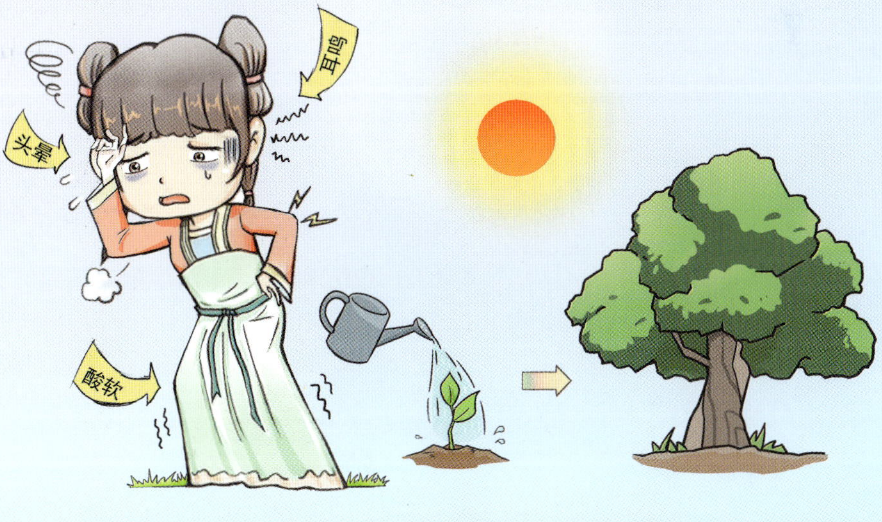

35. 类风湿关节炎气血亏虚有哪些症状?

中医说

中医认为类风湿关节炎属于"尪痹"范畴，而气血亏虚证属于"尪痹"的一个证型。

气血亏虚证型会出现关节肌肉疼痛无力，活动后加剧，或肢体麻木，肌肉萎缩，关节变形；少气乏力，自汗、心悸，头晕目眩，面黄少华，舌淡苔薄白，脉细弱。气有推动肢体脏腑活动的作用，血有营养、滋润肢体脏腑的作用。因此，气虚者气不足，就像瘪了气的气球，越来越小。人体运行也一样，由于缺少气的推动，无法推动关节、肌肉活动，关节、肌肉就会疼痛、无力，易出现乏力、无力。气还有固摄的作用，气不足，就无法固摄调节毛孔开阖，致汗液自动流出，就会自汗。而血虚血少，关节、肌肉缺少血液的滋养，也会出现关节、肌肉无力，或肢体麻木、肌肉萎缩、关节变形。若心脏缺少血液的营养，心跳不规律，就会出现心悸、心慌。脑、眼睛缺少血液的营养可出现头晕、眼花。面部缺少血液滋润，面色发黄，没有光泽，舌头颜色淡红。气血不足，脉管无法得到充足的滋养，人的脉象也会显示出细弱无力。

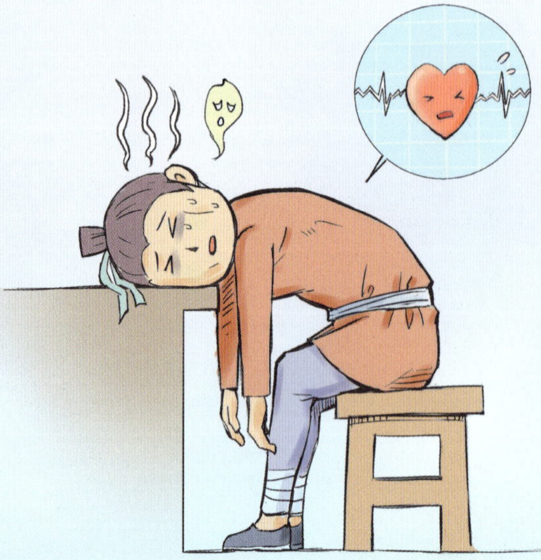

36. 类风湿关节炎气阴两虚有哪些症状?

中医说

类风湿关节炎属于中医“尪痹”范畴，而气阴两虚证是尪痹中的一种证型。这种证型的症状可以出现关节肿痛、呼吸短促、身体疲倦、没有力气、肌肉酸痛、口干眼干、不自主出汗；或者入睡后出现出汗但醒来后出汗就会自动停止，手心、脚心发热，身体瘦弱，皮肤没有光泽，容易烦躁，多梦，舌质红；或者舌头有裂纹，舌苔少；或者没有舌苔，脉象沉细无力；或者脉象细数无力。其中气虚就像泄了气的气球，由于充气不足，气球无法升腾。气虚可出现呼吸短促、身体疲倦、没有力气的状况；因为气虚会导致固摄功能减弱，就会出现白天不自主地出汗。而阴虚就像植物缺乏水分灌溉，导致枯萎。阴虚无法濡养脏腑器官，就会出现口干眼干的状况。阴虚还好比水壶里的水被烧干，整个水壶都很烫。阴虚火旺时，人体就会火热旺盛，火旺扰动心神，导致患者容易烦躁、多梦。火旺还能够迫使人体津液向外泄漏，就会出现入睡后出汗而醒来即止。阴虚火旺还会煎熬津液、血液，舌头也会出现相应地变红，津液、血液更少时，舌头还会出现裂纹。同样，表现在舌苔上，就是舌苔减少，甚至没有舌苔。表现在脉象上，就是脉变快，而津液、血液更少时，脉象就会变细，气虚时脉象也显得无力。

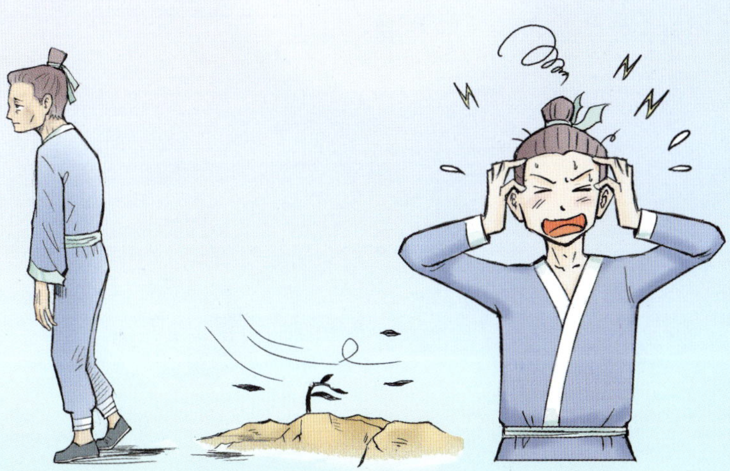

37. 类风湿关节炎患者为什么容易出汗?

中医说

在西医理论中，出汗可能与自主神经功能紊乱有关，也可以见于其他疾病过程中。而中医认为，大多数是与类风湿关节炎（即尪痹）相关的出汗类型，临床常见的有自汗、盗汗、头汗、手足汗出。而出汗与病邪的性质和患者身体正气、津液的亏虚密切相关。排除感冒这类疾病后，类风湿关节炎引起的出汗大多属于内伤里证，包括里实证和里虚证。其中，里实证主要包括实热证和湿热证。实热证的患者一般表现为怕热、面色发红、口渴欲喝冷水等，主要是由于人体内热太重，逼迫津液外泄所致，就像人身体里有个水壶在不断加热，水蒸气不断外溢一样。如果实热证患者又喜食辛辣、油腻食物，损伤脾胃，无法运化水湿之邪，则湿邪停滞在身体中，就会堆积产生热邪，湿邪与热邪交织在一起，形成湿热炽盛之证，也会迫使津液外泄而出汗。如果津液主要向身体头胸上部外泄，则为头汗。

里虚证则包括气虚证、里阳虚证和里阴虚证。气虚证是因为气虚不能固摄腠理、津液，导致津液外泄，可以理解为家里的大门未关好，水流外溢的情况，可表现为自汗。如果气虚进一步导致阴阳失调，营气和卫气不能相互制约，也会导致腠理不密实，津液外泄。里阳虚证则是由于阳气不足，肌肤体表无法固摄，导致津液外泄而多汗。里阴虚证则是阴虚导致人体内部热盛，就像人体内有一团熊熊烈火在燃烧，蒸腾津液外泄而出汗。

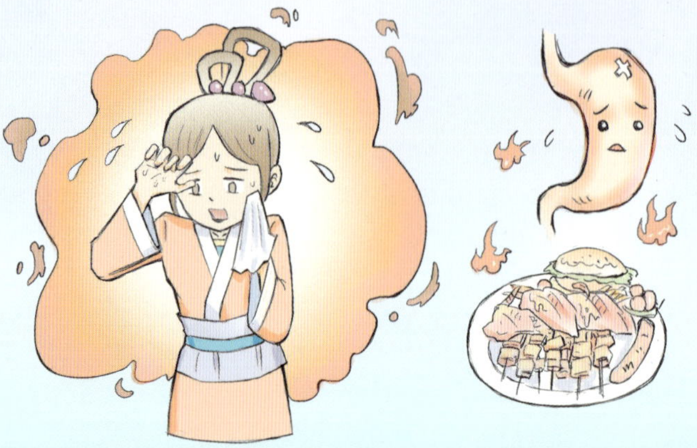

3

第三篇

诊断篇

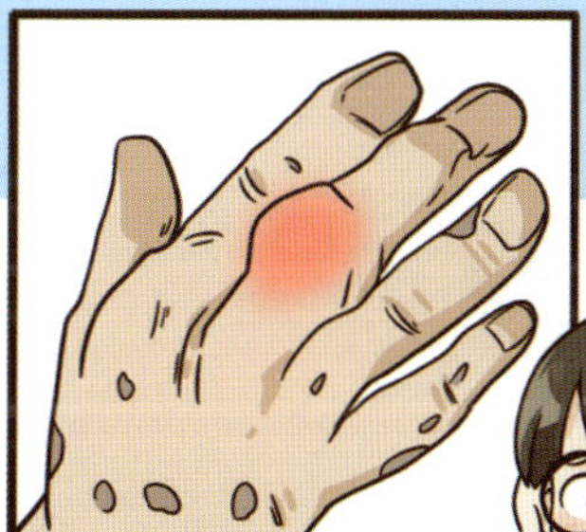

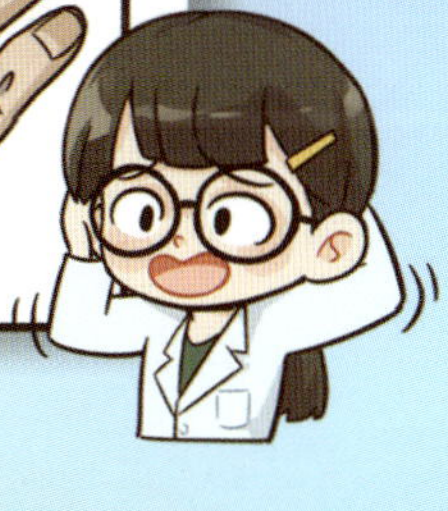

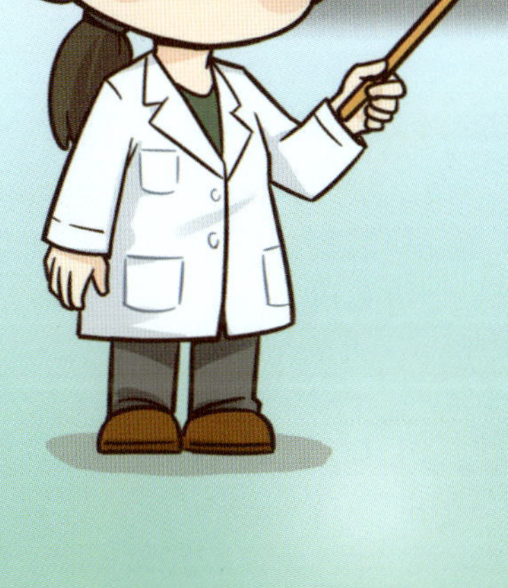

38. 医生依据什么诊断类风湿关节炎？

西医说

医生一般会综合考虑患者的症状、实验室检查、影像学检查结果，参照国际认可的分类标准，并排除其他可能的疾病后，才能做出类风湿关节炎的诊断。

目前类风湿关节炎公认的诊断标准是 2010 年美国风湿病学会（ACR）/ 欧洲抗风湿病联盟（EULAR）制订的分类标准（详见表 3–1）。该标准根据对目标人群的受累关节情况、自身抗体滴度、急性期反应物和滑膜炎持续时间四个方面进行评分，评分 ≥ 6 分即可诊断为类风湿关节炎。

表 3–1　ACR/EULAR2009 年 RA 分类标准和评分系统

受累关节情况	受累关节数	得分（0~5 分）
中大关节	1	0
	2 ~ 10	1
小关节	1 ~ 3	2
	4 ~ 10	3
至少 1 个为小关节	＞10	5
血清学		得分（0~3 分）
RF 或抗 CCP 抗体均阴性		0
RF 或抗 CCP 抗体至少 1 项低滴度阳性		2
RF 或抗 CCP 抗体至少 1 项高滴度阳性		3
滑膜炎持续时间		得分（0~1 分）
＜6 周		0
＞6 周		1
急性时相反应物		得分（0 ~ 1 分）
CRP 或 ESR 均正常		0
CRP 或 ESR 增高		1

注　以上各项累计最高评分为 10 分，获 6 分以上即可诊断 RA；关节大小定义：小关节包括掌指关节、近端指间关节、第 2 至第 5 跖趾关节以及腕关节；中大关节包括肩、肘、髋、膝和踝关节；滴度定义：高滴度阳性指 RF 或抗 CCP 抗体中至少一项高于正常上限 3 倍或 3 倍以上。RF：类风湿因子，抗 CCP 抗体：抗环瓜氨酸肽抗体，ESR：红细胞沉降率，CRP：C 反应蛋白。

39. 怕冷、怕湿就是患类风湿关节炎吗?

中医说

临床上，我们确实遇到过一些患者因关节肿痛而就诊，特别是在浸冷水后关节疼痛加剧。我们通常需要根据患者的症状和检验报告才能确诊是否患有类风湿关节炎。从中医角度来看，关节疼痛等症状往往与风邪、寒邪、湿邪、热邪等外邪侵袭人体有关，可阻滞经络，导致气血运行不畅，从而引发肢体筋骨、关节、肌肉疼痛、酸麻、沉重、屈伸不利或关节肿大变形等症状。这些症状属于中医“痹病”范畴，与西医中的自身免疫风湿性疾病、骨关节炎、坐骨神经痛等有一定的对应关系，也可能出现在有类似痹病表现的血管性疾病、内分泌疾病、肿瘤等疾病中。

那么，冷、湿为什么会引起关节疼痛呢？中医认为，长期居住在潮湿的地方、睡在寒冷潮湿的床铺上或者在潮湿阴冷的环境中，都容易使风寒湿邪气停留在肌腠、经络、关节等处，加上患者本身体质虚弱，就会出现气血阻滞，从而引发类风湿关节炎。正如《济生方·痹》所言“皆因体虚，腠理空疏，受风寒气湿气而成痹也。”

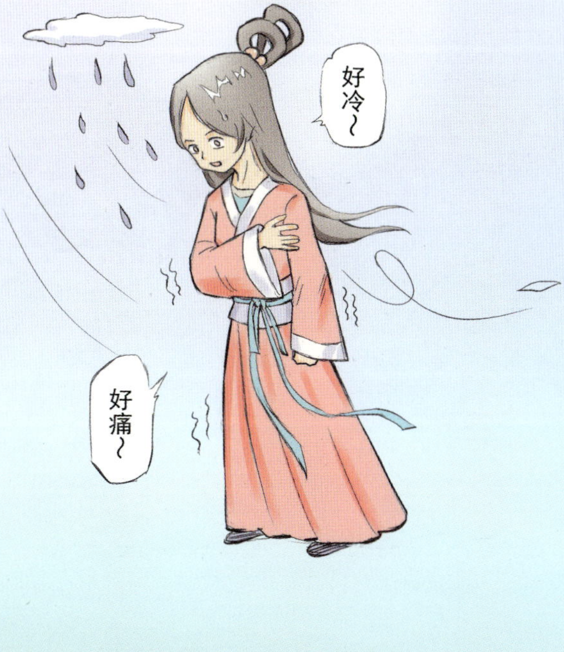

40. 什么是难治性类风湿关节炎？

西医说

与普通类风湿关节炎相比，难治性类风湿关节炎患者的晨僵时间更长，受累关节数更多，关节损害程度更高，炎症反应更明显。

2022 年欧洲抗风湿病联盟提出存在以下因素考虑患了难治性类风湿关节炎：

（1）经传统抗风湿药物（如甲氨蝶呤、来氟米特等）治疗失败后，应用 2 种以上不同作用机制的生物制剂（如肿瘤坏死因子抑制剂，IL–6 受体拮抗剂等）/ 小分子靶向药（如 JAK 抑制剂等）治疗仍然失败。

（2）存在至少以下 1 种情况提示疾病活动或进展的临床表现：① 至少处于中度疾病活动状态；② 提示有关节肿痛或炎症指标升高；③ 糖皮质激素每日使用不低于 7.5 mg（以泼尼松为例）；④ 出现快速的放射学进展。

难治性类风湿关节炎的发生可能与多重耐药以及基因等因素相关，所以治疗也会更困难。随着类风湿关节炎发病机制以及药物研发的发展，相信难治性类风湿关节炎会越来越少。

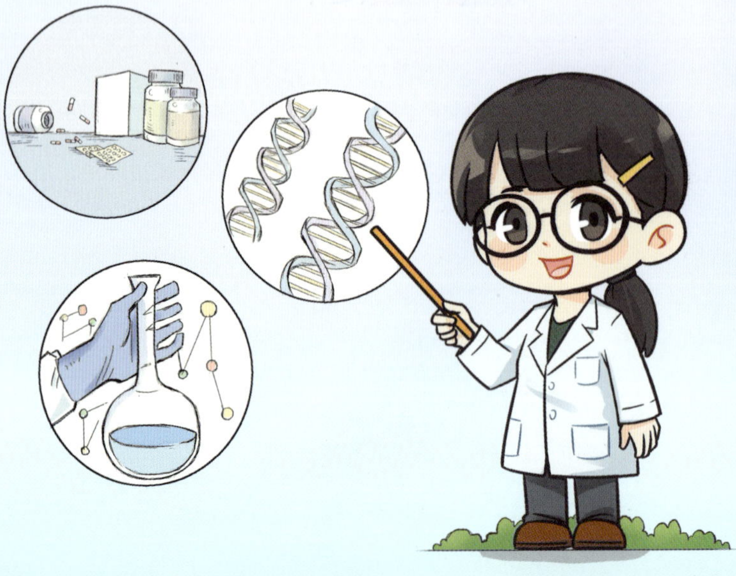

41. 类风湿因子阴性，是不是可以排除类风湿关节炎？

西医说

一提到类风湿因子阳性，大家就会想到类风湿关节炎，那么反过来说，类风湿因子阴性是不是就可以排除类风湿关节炎了呢？答案是否定的。

为什么这么说呢？因为在类风湿关节炎患者中，类风湿因子的检出率为70%～80%，也就是说，还有20%～30%的类风湿关节炎患者，他们的类风湿因子是阴性的。

因此，对于有临床表现，如对称性关节肿痛、晨僵，且高度怀疑类风湿关节炎的患者，即使类风湿因子是阴性，也不要轻易排除类风湿关节炎可能，应作进一步的检查，包括化验特异性更强的自身抗体，如类风湿因子分型、抗环瓜氨酸肽抗体（抗CCP抗体）、抗突变型瓜氨酸波形蛋白抗体（抗MCV抗体）、抗角蛋白抗体（AKA）和抗核周因子（APF）等，以及关节的核磁共振、CT或肌骨超声，以达到早诊断、早治疗的目的，避免错过最佳治疗时机。

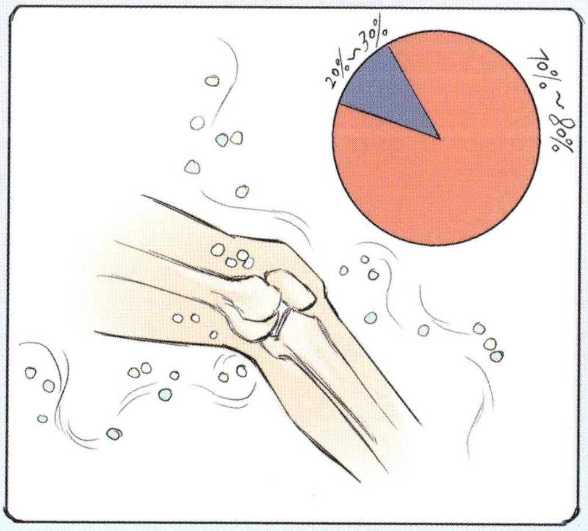

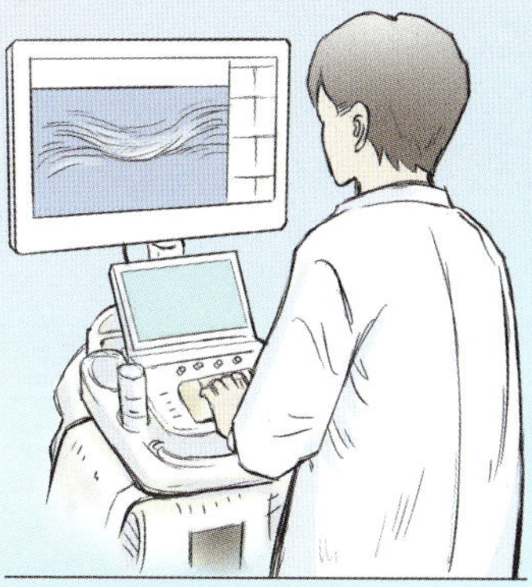

42. 抗环瓜氨酸肽抗体在类风湿关节炎诊断中有何作用？

西医说

抗环瓜氨酸肽抗体与类风湿关节炎有如下关联：

（1）抗环瓜氨酸肽抗体是以合成的环瓜氨酸肽（CCP）为靶抗原的自身抗体，又称抗 CCP 抗体。它可在类风湿关节炎患者临床症状发生之前出现，是类风湿关节炎诊断的特异性抗体。比如当你出现双手晨僵、小关节疼痛或者有类风湿关节炎家族史时，就可能检测到抗 CCP 抗体。

（2）抗 CCP 抗体阳性的患者多携带类风湿关节炎的易感基因，反映了抗 CCP 抗体与类风湿关节炎的发病及病变有密切的关系。抗环瓜氨酸肽抗体往往提示患者可能出现持续性或侵袭性关节炎。

（3）抗 CCP 抗体阳性或升高并不能单独用于明确诊断，医生需要结合患者的症状体征、化验检查等才能做出最终诊断。

（4）抗 CCP 抗体阳性对类风湿关节炎诊断的特异性高达 96%，但敏感性只有 50%～78%，年轻的类风湿关节炎患者抗 CCP 抗体阳性率高，而老年患者阳性率偏低，不是所有类风湿关节炎患者的抗 CCP 抗体都是阳性的。

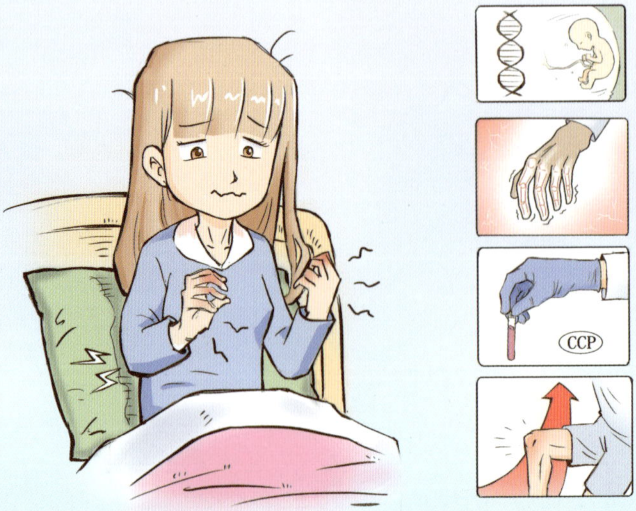

43. 类风湿关节炎为什么要查血沉和 C 反应蛋白?

西医说

血沉（ESR）是红细胞在一定条件下的沉降速度，是急性期反应的一个重要衡量指标。年龄小于 50 岁时，男性血沉应低于 15 mm/h，女性血沉应低于 20 mm/h；年龄大于 50 岁时，男性血沉应低于 20 mm/h，女性血沉应低于 30 mm/h。

C 反应蛋白（CRP）是机体受到感染或者组织损伤时，血浆中出现急剧上升的蛋白质，能够反映身体炎症状态。C 反应蛋白常在疾病初发 6～8 小时内开始升高，24～48 小时达到高峰。健康人群中，C 反应蛋白浓度通常小于 5 mg/L。

类风湿关节炎患者出现血沉和 C 反应蛋白升高，可能有以下原因。

（1）类风湿关节炎病情活动。当类风湿关节炎病情活动时，血沉和 CRP 会升高。类风湿关节炎患者需要评估病情、更改治疗方案、减停药物时，均需要复查血沉和 C 反应蛋白。

（2）类风湿关节炎合并感染或其他合并症。在各种感染中，包括大部分细菌、支原体、病毒感染时，血沉和 C 反应蛋白会升高。同时，恶性肿瘤、组织创伤、缺血等情况也会导致血沉和 C 反应蛋白增高。

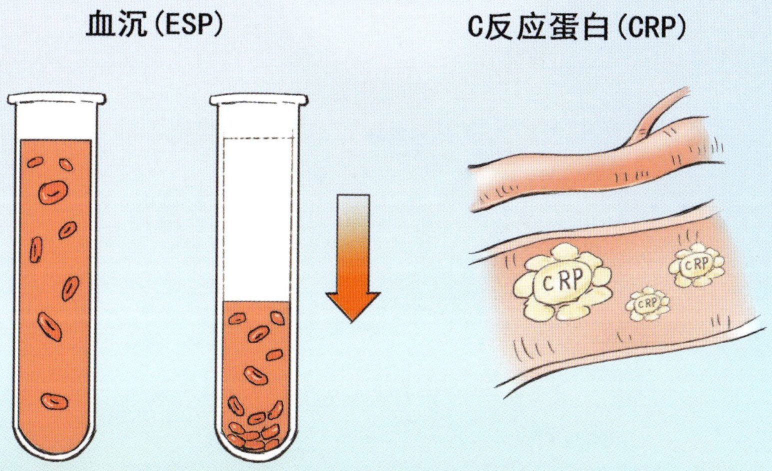

44. 类风湿因子升高了，是类风湿关节炎病情加重了吗？

西医说

类风湿因子只是血清中的一种抗体，它在类风湿关节炎中检出率近 80%。但不能单凭类风湿因子升高来判断类风湿关节炎是否加重。

类风湿因子升高可以见于以下多种情况。

（1）其他风湿免疫病。如干燥综合征、系统性红斑狼疮、混合性结缔组织病等也可以出现类风湿因子升高。所以，类风湿因子升高并不直接代表类风湿关节炎的加重。

（2）感染性疾病。某些感染性疾病，如细菌性心内膜炎、结核等，也可能导致类风湿因子升高。这种情况下，类风湿因子的升高与类风湿关节炎无关。

（3）非感染性疾病。如肿瘤、肺纤维化、巨球蛋白血症等非感染性疾病也可能引起类风湿因子升高。

（4）健康人群。健康人群中也有约 5% 的人可能出现类风湿因子升高，通常不需要特殊处理。

因此，当发现类风湿因子升高时，需要结合患者的临床症状、体征以及其他实验室和影像学检查来综合判断。

如果类风湿关节炎患者的关节疼痛、肿胀、晨僵、关节畸形等症状加重，或者实验室检查显示血沉和 C 反应蛋白水平显著升高，影像学检查显示关节骨质破坏加重等，才能考虑类风湿关节炎加重的可能性。

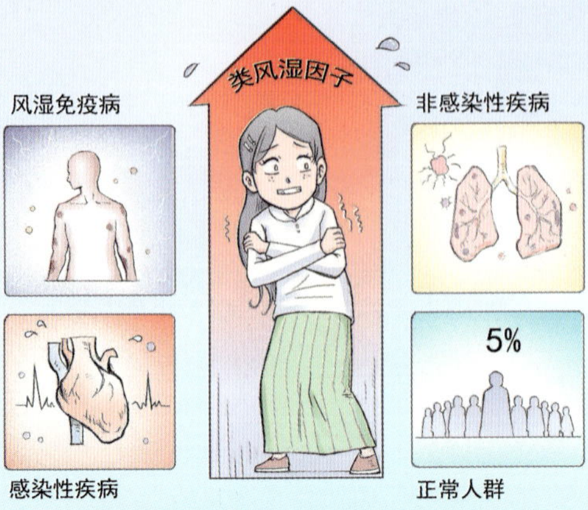

45. 类风湿因子转阴，是不是代表类风湿关节炎治愈了？

西医说

类风湿关节炎患者通过有效的药物治疗，其炎症指标（如血沉、C反应蛋白、血清淀粉样蛋白A等）会降下来；部分患者的类风湿因子可能会下降，甚至出现类风湿因子转成阴性的情况。因此，类风湿因子转阴可能表示患者的疾病得到了较好的控制，但并不意味着类风湿关节炎完全治愈。

目前，类风湿关节炎尚无根治方法，治疗的主要目标是缓解症状、控制疾病进展、提高患者生活质量。因此，即使类风湿因子转阴，患者仍需继续接受治疗和随访观察，以防止病情复发或进展。

总之，类风湿关节炎是一种慢性、进行性的自身免疫性疾病，且复发风险较高。因此类风湿因子转阴是类风湿关节炎治疗过程中的一个积极指标，表明疾病可能得到了较好的控制，但并不代表疾病完全治愈。

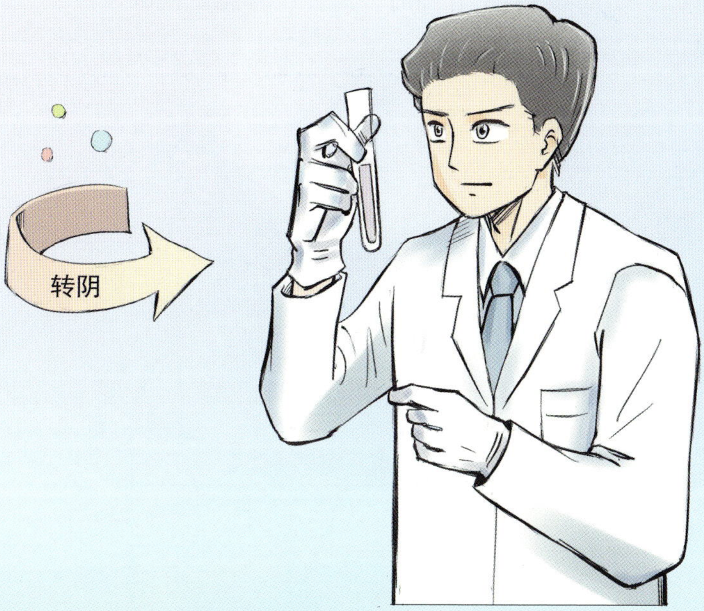

46. 类风湿关节炎和骨关节炎有什么区别?

西医说

类风湿关节炎是自身免疫性疾病，累及全身多关节，手足小关节较常见，很少累及远端指间关节，表现为对称性多关节肿痛伴晨僵。病理是滑膜炎。实验室检查类风湿因子、抗环瓜氨酸肽抗体常阳性，炎症指标升高。治疗药物包括非甾体抗炎药、改善病情的抗风湿药和生物制剂。

骨关节炎是骨关节退行性疾病，中老年人多发，主要影响负重关节（如膝、髋、脊柱关节），以及手远端指间关节。病理特征是关节软骨退化。实验室检查无特异性。治疗药物包括非甾体抗炎药和软骨保护剂。

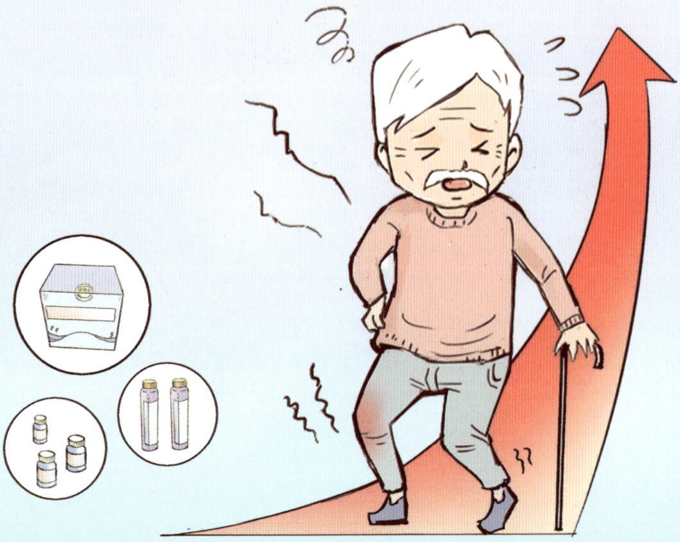

中医说

中医认为，类风湿关节炎叫“尪痹”，而骨关节炎叫“骨痹”，两者同属“痹症”的范畴，但两者的表现在中医上完全不同，病因、病机也略有不同。

从病因讲，尪痹主要因外感风、寒、湿三邪痹阻经络及四肢关节，致关节肿痛，久则邪气损耗津血及正气，长久损伤脉络筋经则出现关节屈曲不正。尪痹日久可致气血亏虚，甚者伤及肝肾则肝肾亏虚，亦或脉络筋经长久不通致气血淤积，致血瘀气滞，致肝肾亏虚之证。骨痹多由气血不足、关节失养或肝肾亏虚、精不生髓、骨中髓液空虚濡养不及则疼痛。

从症状讲，尪痹由外邪侵袭机体后循经络至脏腑引起脏腑功能异常，且患者多处大小关节皆可发病，以小关节为主，病情程度较重，有些患者可出现倦怠、乏力、发病关节疼痛、肿胀，有些患者出现少言懒语、说话声音小、面色无光等状况。骨痹也可由外感风、寒、湿引起经络痹阻而致关节疼痛，骨痹在经络关节处发病，但程度较轻，往往在单个大关节及几个小关节处发病，患者疼痛不很明显，可有关节肿胀，关节以骨质增大为主，患者很少出现少言懒语、声音微小，也无关节明显喜热、喜冷、怕风的表现。

骨痹以老年女性多见，而尪痹各年龄段均可见。

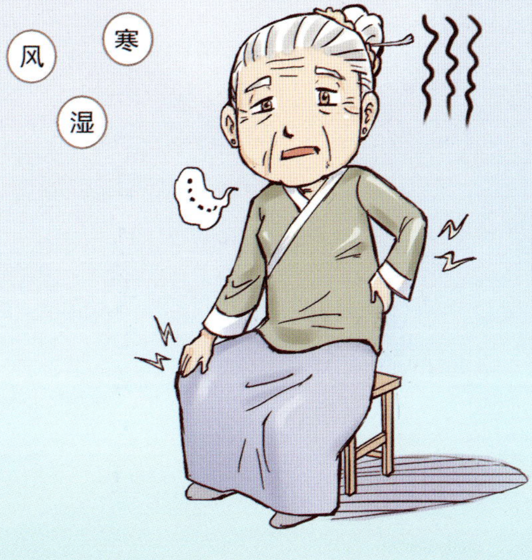

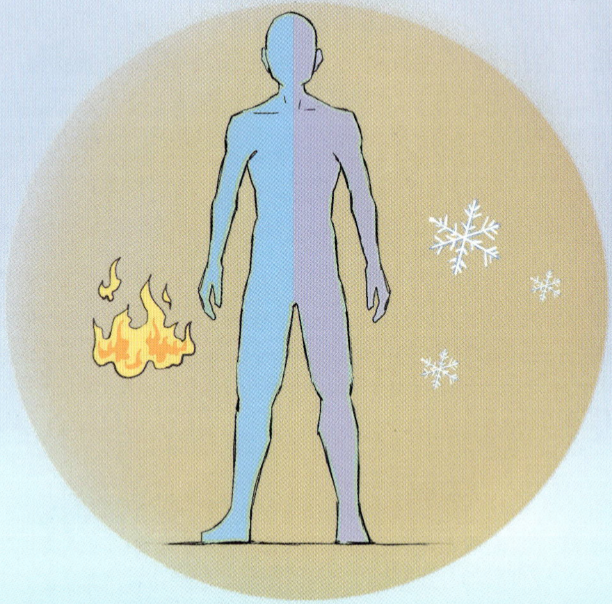

4

第四篇

治疗篇

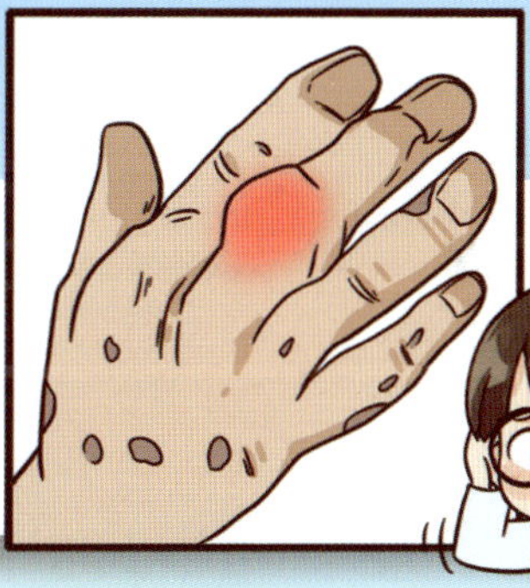
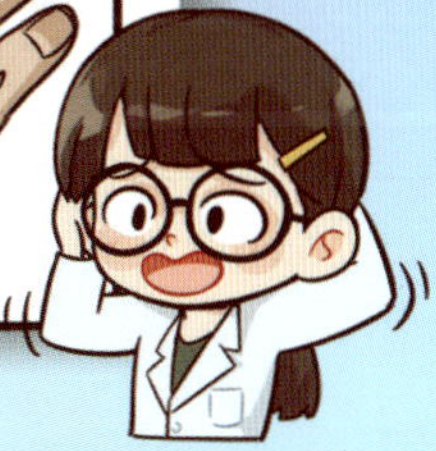
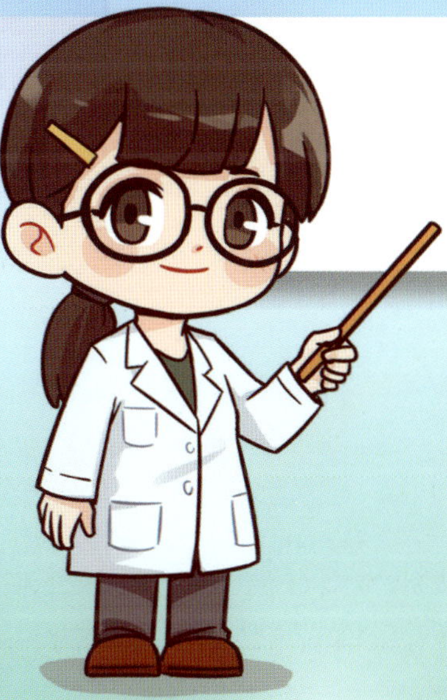

47. 类风湿关节炎能治愈吗?

西医说

类风湿关节炎能否治愈是患者关心的问题。治愈通常指完全消除疾病并恢复到健康状态，但目前类风湿关节炎尚无特效方法完全治愈。其治疗目标是控制炎症、减轻症状、提高生活质量和预防关节损害以实现长期缓解。西医主要采用药物治疗，包括非甾体抗炎药、糖皮质激素、传统合成的改善病情的抗风湿药、生物制剂和小分子靶向药，可改善症状使疾病缓解。此外，物理疗法、康复训练和生活方式管理也很重要，如关节保护技巧、适度运动、体重控制、合理休息和应对压力等，能减轻疼痛、改善关节功能和提高生活质量。总之，类风湿关节炎虽无法完全治愈，但积极治疗和综合管理可实现长期缓解。随着医学研究的不断发展，未来将有更多的治疗方式供选择，为类风湿关节炎患者带来更多希望和美好愿景。

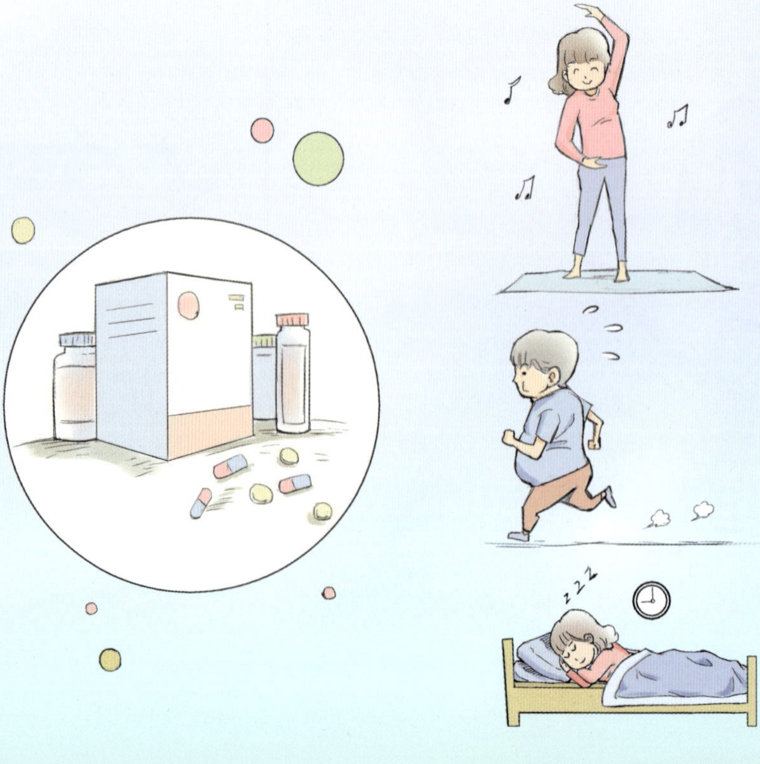

48. 为什么类风湿关节炎需要尽早治疗?

西医说

类风湿关节炎是慢性且高致残性关节炎，不及时治疗会造成关节等不可逆损伤。早期治疗对改善预后至关重要，原因主要包括以下几个。

（1）防止关节损害和残疾。类风湿关节炎会导致关节的炎症、肿胀和损伤。早期治疗可以有效控制炎症，减少关节损害，延缓或阻止疾病的进展。

（2）减少全身炎症和并发症。类风湿关节炎不仅影响关节，还可能引起全身性炎症和影响内脏器官，如心脏、肺部和眼睛等。及早治疗可以有效控制全身炎症，降低并发症的发生率，减轻疾病对全身健康的影响。

（3）提高治疗反应。早期干预可以提高治疗的反应性。延迟治疗可能导致病情加重和对药物治疗的抵抗性增加。

（4）提高生活质量。及早治疗可以缓解关节肿痛症状，帮助患者恢复正常的生活和工作状态。

因此，尽早治疗是管理类风湿关节炎的关键，可以帮助患者有效控制疾病，提高生活质量，并减少长期的疾病危害。

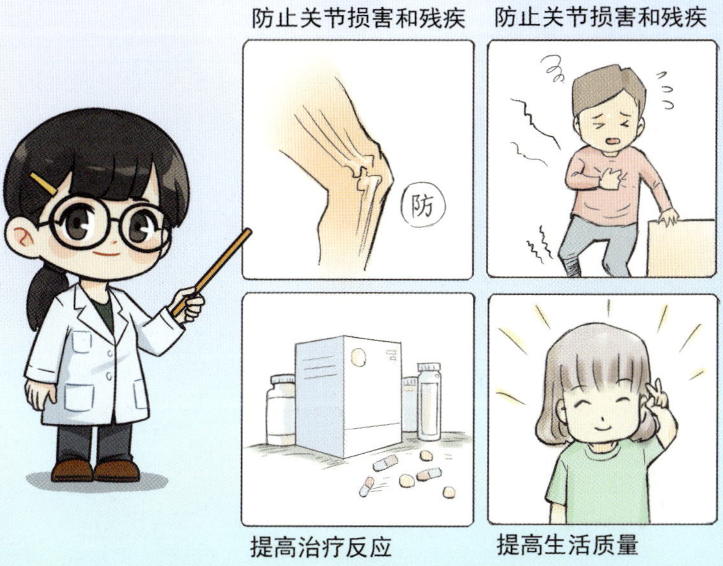

49. 哪些物理疗法可以治疗类风湿关节炎?

西医说

物理疗法通常可以减轻关节疼痛、改善关节功能。以下是一些可用于治疗类风湿关节炎的物理疗法。

（1）热疗法。热疗可以用热水袋或热毛巾敷在关节上。

（2）冷疗法。冷疗可以使用冰袋或冷毛巾局部敷贴。

（3）电疗法。电疗是利用不同类型电流和电磁场刺激肌肉和神经。常见的电疗包括经皮神经电刺激、超声波和电磁疗法等。

（4）光疗法。光疗是使用红外线或紫外线照射。

（5）运动疗法。它包括做关节体操、散步、慢跑、游泳、打太极拳、练健身操和瑜伽等。

中医说

对于类风湿关节炎患者，物理疗法可以改善关节局部炎症，缓解关节肿痛。

中医常用的物理疗法有艾灸、耳穴、拔罐、刮痧、中药热敷、中药熏洗、推拿等。艾灸通过经络传导，温经散寒，消瘀散结；耳穴刺激穴位起到治疗作用；拔罐疏通经络，用来治疗关节肿痛；刮痧也可以疏通经络缓解关节疼痛，还可以散寒通络；中药热敷通过中药热敷于疼痛关节以通络止痛；中药熏洗可以活血通络，行气止痛；推拿可以疏通经络治疗关节疼痛。

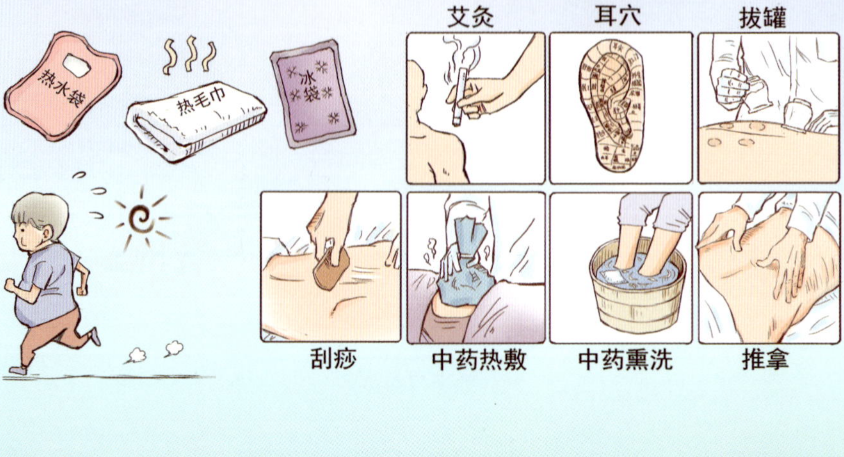

50. 类风湿关节炎可以不用药物治疗吗？

西医说

类风湿关节炎由于其复杂性和个体差异性，通常需要一个综合的治疗方法，包括非药物治疗和药物治疗。

非药物治疗在类风湿关节炎管理中扮演着重要的角色。健康教育（如使用工具和设备来减少关节负担）、物理治疗（如热疗、冷疗、电疗和超声波治疗等）、适当规律运动（如水中运动、练瑜伽和打太极拳等低冲击性运动）和健康饮食（如富含ω–3脂肪酸的鱼类和新鲜蔬菜、水果等）等，不仅能减轻关节炎症状，改善关节功能，还可以显著提高患者的生活质量和自理能力。

虽然上述非药物治疗手段在管理类风湿关节炎方面有着积极的作用，但对于大多数患者，药物治疗是不可或缺的。

中医说

就控制病情而言，还是需要规范的西药达标治疗。非药物治疗仅仅起到辅助作用。类风湿关节炎患者长期忍受病痛的折磨，中医在缓解疼痛上显示了其独特的优势，采用中医内治法、中医外治法结合起来改善疼痛，消除肿胀。针灸结合也具有通络止痛、消散瘀血的作用。还有耳穴、拔罐、中药热敷、推拿也都可以达到行气活血、消肿止痛的功效。总之，中医外治法可以起到辅助止痛的作用，但还是需结合药物治疗方能达到更好疗效。

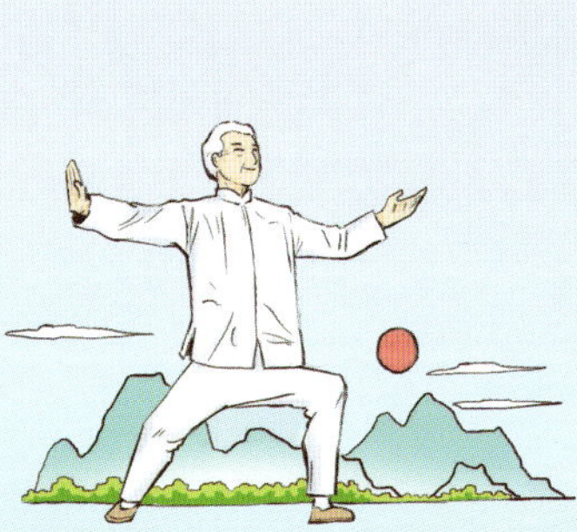

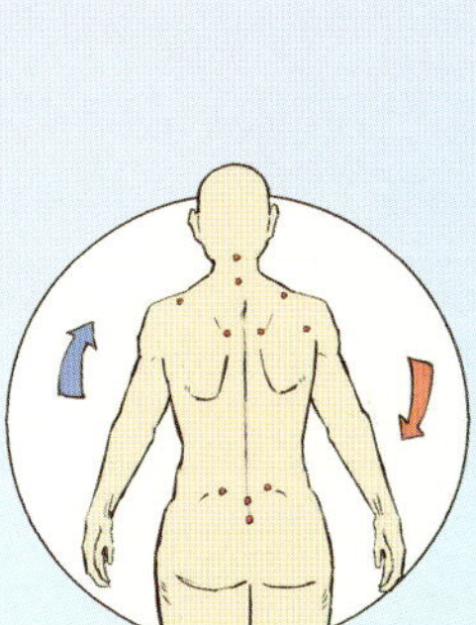

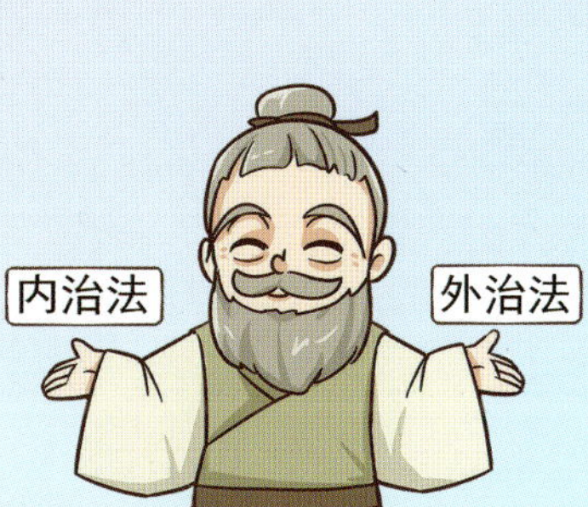

51. 类风湿关节炎可以手术治疗吗?

西医说

类风湿关节炎通常以药物治疗为主，辅助非药物治疗。然而，在某些情况下，当药物治疗无法有效缓解症状或者关节已经严重致残时，手术治疗成为一个可能的选项。手术治疗类风湿关节炎主要包括以下几种类型。

（1）关节置换术。对于严重损伤的关节，如髋关节或膝关节，关节置换术可以有效恢复关节的功能。在这种手术中，受损的关节被人造关节取代，从而减少疼痛并改善关节活动范围。

（2）关节融合术。这种手术，通过固定 2 个或多个骨头使关节融合成一个单一的骨头，从而消除疼痛并提供稳定性。这种手术通常适用于小关节，如脚踝或手腕。

（3）关节清理术。旨在清除关节内的炎症组织和碎骨片，减轻疼痛和改善关节功能。

（4）滑膜切除术。旨在移除关节周围的炎症滑膜组织，减少炎症和疼痛。

（5）畸形矫正手术。随着类风湿关节炎的进展，一些关节可能会发生畸形。手术可以帮助矫正这些畸形，改善功能和外观。

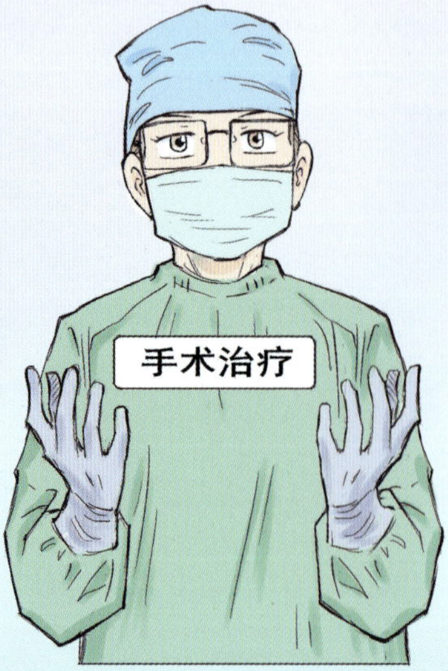

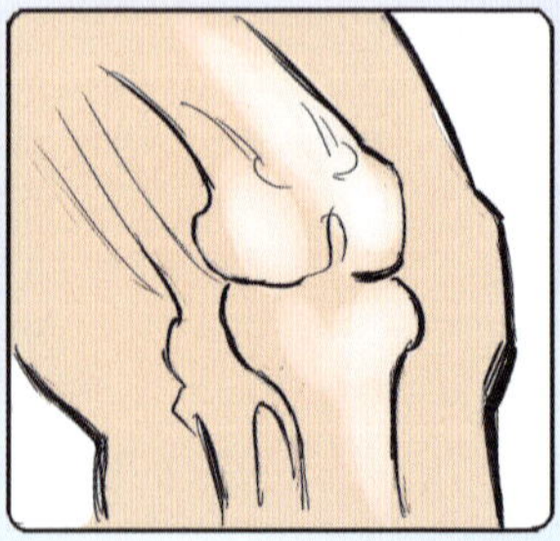

52. 类风湿关节炎的治疗药物有哪些?

西医说

目前类风湿关节炎的治疗药物主要分为五大类，即传统合成的改善病情的抗风湿药、非甾体抗炎药、糖皮质激素、靶向药物和中药等。

（1）传统合成的改善病情的抗风湿药。该类药物可阻止关节炎进展，包括甲氨蝶呤、艾拉莫德、来氟米特、硫酸羟氯喹、柳氮磺吡啶等。

（2）非甾体抗炎药。该类药物有抗炎止痛作用，但不能控制疾病进展，应联合改善病情的抗风湿药使用，包括布洛芬、双氯芬酸、洛索洛芬、塞来昔布等。

（3）糖皮质激素。该类激素具有调节免疫和抗炎的作用，能够缓解关节痛。常用的激素包括甲泼尼龙、强的松等。

（4）靶向药物。该类药物包括靶向合成抗风湿药物和生物抗风湿药物。靶向合成的抗风湿药是治疗类风湿关节炎的新型药物，起效快。JAK 抑制剂属于靶向合成抗风湿药，有托法替布、乌帕替尼和巴瑞替尼等。生物抗风湿药物有肿瘤坏死因子 $-\alpha$ 抑制剂（如益赛普 / 安佰诺、阿达木单抗、英夫利西单抗等）、白介素 -6 受体拮抗剂（如托珠单抗）、T 细胞共刺激调节剂（如阿巴西普）、CD20 单克隆抗体（如利妥昔单抗）。

（5）中药。该类药物包括雷公藤、白芍总苷等。

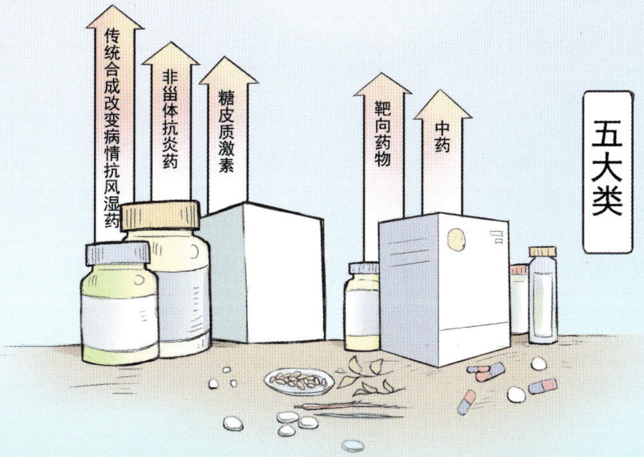

53. 类风湿关节炎如何选择药物治疗方案?

西医说

患者一旦确诊类风湿关节炎，应尽早开始使用改善病情的抗风湿药治疗。抗风湿药包括传统合成的改善病情的抗风湿药和靶向药物。此外，糖皮质激素和非甾体抗炎药也可减轻炎症、缓解疼痛。

如何选择治疗方案呢？首选传统合成改善病情抗风湿药，可短期联合糖皮质激素和非甾体抗炎药。传统合成改善病情抗风湿药治疗 3 个月无明显改善的患者，可在单药基础上，联合其他传统合成改善病情抗风湿药或者靶向药物进行治疗。早期发现和早期治疗可显著改善类风湿关节炎患者的预后，具体用药方案应考虑有无禁忌证、是否耐受及药物疗效等。因药物不良反应各不相同，在开始用药时，需检测血常规、肝肾功能等指标，定期复诊，评估病情，及时调整治疗方案。

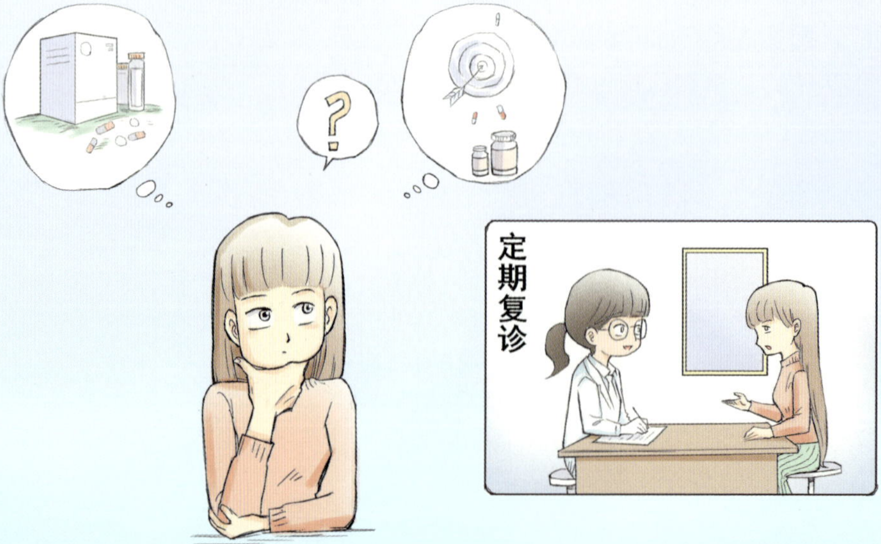

54. 如何控制类风湿关节炎的疼痛?

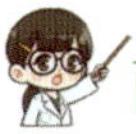

西医说

多种方法可以帮助缓解类风湿关节炎引发的疼痛。

（1）物理治疗。物理治疗可以减轻关节疼痛，改善关节活动度。

（2）药物治疗。控制类风湿关节炎疼痛的常用药物有五大类：非甾体抗炎药、传统合成的改善病情的抗风湿药、靶向抗风湿药、糖皮质激素及中药。

（3）外科手术。如果药物和其他非手术治疗无法缓解疼痛，如股骨头坏死，可能需要外科手术（如关节置换术）。

总之，类风湿关节炎的疼痛控制需要综合治疗。

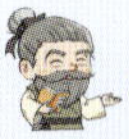

中医说

中医认为，类风湿关节炎不同的疼痛原因均可以出现关节肿痛。所以，控制疼痛也是需要通过不同的方式。可以分为中医内治法和中医外治法。中医内治法也就是通过辨证论治，服用不同的中药汤剂或者中成药来治疗。而中医外治法包括中药涂擦、中药热敷、中药熏洗、针灸、耳穴、拔罐、推拿、刮痧、穴位贴敷等。原理是通过刺激穴位，通达经络，以达到活血化瘀、消肿止痛，疏通经络的目的。

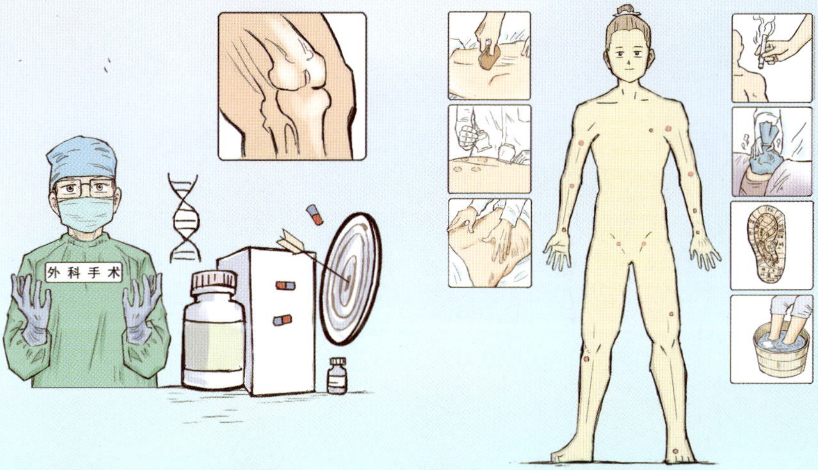

55. 难治性类风湿关节炎患者可以选用什么药物治疗？

西医说

难治性类风湿关节炎是指已确诊的患者经 2 种传统合成抗风湿药联合 1 种靶向合成抗风湿药或生物制剂治疗 3 ~ 6 个月后疗效欠佳，且提示疾病活动，无法将糖皮质激素减量至＜ 10 mg/d（以泼尼松为例）。由于大多数难治性类风湿关节炎对多种传统合成抗风湿药反应欠佳，因此重点考虑以下药物治疗。

（1）生物制剂。包括肿瘤坏死因子抑制剂，白介素 -6 受体抑制剂，抗 CD20 单克隆抗体等。

（2）JAK 抑制剂。这是一类新型的靶向治疗药物，主要包括托法替布、巴瑞替尼和乌帕替尼。

（3）手术治疗。对于仅有 1 个关节炎症难以控制的患者，可以考虑关节滑膜切除术或者关节腔清理术。

（4）其他治疗方法。如间充质干细胞治疗、CAR-T 细胞治疗、CAR-NK 细胞治疗等，对难治性类风湿关节炎患者也可以考虑尝试。

难治性类风湿关节炎的治疗需要综合考虑患者的具体情况，由风湿免疫科专家制定个性化的治疗方案。同时，患者也需要密切配合医生的治疗建议，及时调整药物和剂量，以达到最佳的治疗效果。

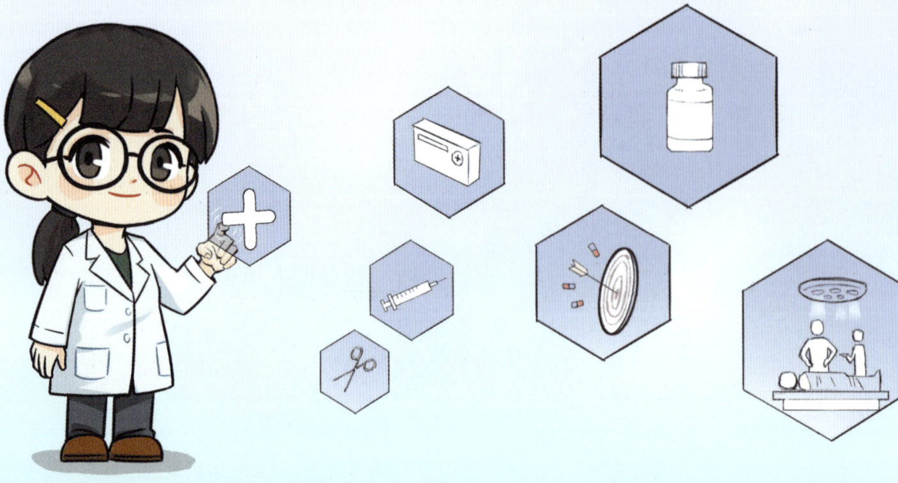

56. 症状轻微的类风湿关节炎患者需要治疗吗?

西医说

症状轻微的类风湿关节炎患者也需要治疗。类风湿关节炎是一种慢性疾病，如果不积极控制病情，不仅会造成关节肿痛，活动障碍；还可能对呼吸、循环、血液等多个系统产生影响，造成不可逆损伤，甚至会导致焦虑、抑郁等不良情绪。

对于症状轻微的类风湿关节炎患者，治疗方式可以相对温和，但需要在医生的指导下进行。以下是一些可能的治疗方式。

（1）一般治疗。患者应注意休息，避免过度劳累，同时注意保暖。适量多吃优质蛋白、维生素成分高的食物，如鱼肉、牛奶、草莓等，以辅助身体恢复。

（2）药物治疗。药物治疗以改善病情的抗风湿药为主，首选传统合成的改善病情的抗风湿药。

（3）物理治疗。如热水袋、热浴、红外线照射等。

患者应遵从医嘱，定期随诊，以便医生及时了解病情变化并调整治疗方案。在治疗过程中，患者应保持积极的心态，配合医生的治疗方案。

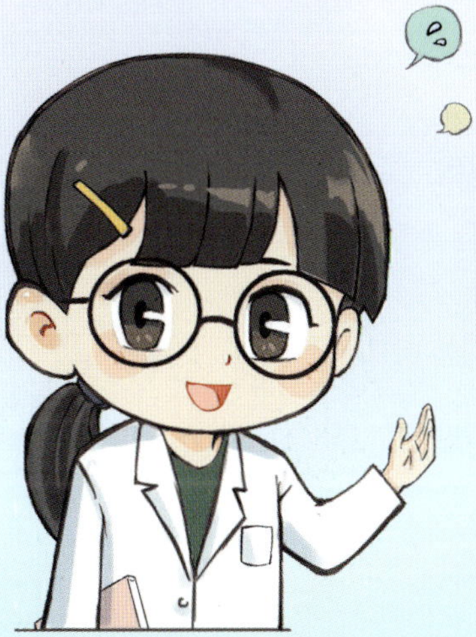

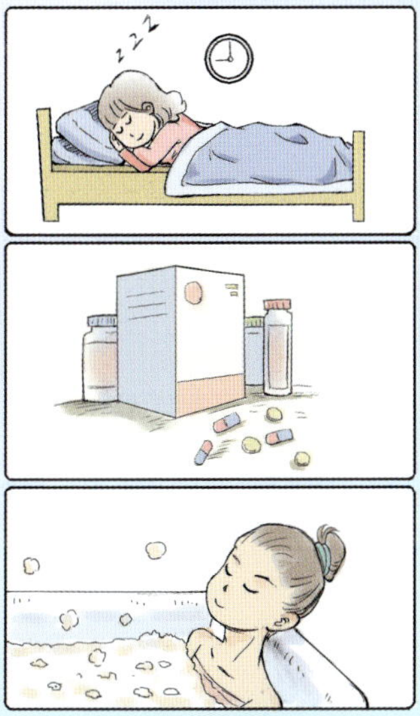

57. 类风湿关节炎症状好转后可以停药吗？

西医说

类风湿关节炎患者关节肿痛症状缓解后，也不可以停药。类风湿关节炎患者的关节腔内存在慢性滑膜炎。虽然表面上关节肿痛好转，但是关节内部的病变（如滑膜炎症、滑膜增生、软骨破坏及骨侵蚀等）过程并未真正停止，只有长时间应用改善病情的抗风湿药物，并定期随诊，监测病情，才有可能阻止疾病的进展。

而且类风湿关节炎极易复发，在病情缓解后，如果直接停药，70% 的类风湿患者会在半年内出现病情复发。一旦复发，就需要再次用药，往往比停药前剂量更大、种类更多，再次达到缓解的难度更大。因此，医生往往会采用“减药不停药”的策略，在控制疾病的情况下，最大程度减少药物用量，兼顾有效性、安全性与经济性。

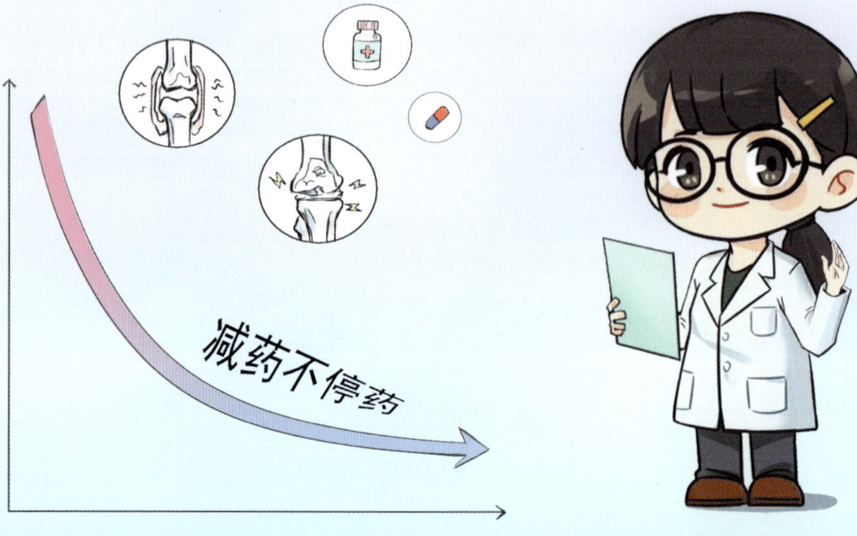

58. 类风湿关节炎患者需要定期随访吗？

西医说

类风湿关节炎是需要定期随访的。类风湿关节炎目前尚无法根治，是一个需要长期服药控制病情的慢性疾病，到医院定期随诊，医生可以直观了解到类风湿关节炎患者病情的近期改变、有无药物不良反应。必要时可以完善相关检查，并根据结果及时调整治疗方案，以控制病情、减少致残率，尽早达到疾病缓解或降低疾病活动度的目的，对类风湿关节炎患者的病情控制具有重要的意义。

对处于不同疾病状态下的类风湿关节炎患者而言，定期随诊的时间间隔也有一定的区别。中华医学会风湿病学分会发布的2022版《类风湿关节炎诊疗规范》中就很详细地划分了类别：对初治或中高疾病活动度的类风湿关节炎患者，应每月监测疾病活动度；治疗后达到临床缓解或低疾病活动度者，可每3～6个月监测1次；如果治疗3个月疾病活动度改善＜50%或6个月未达标，应及时调整治疗方案。

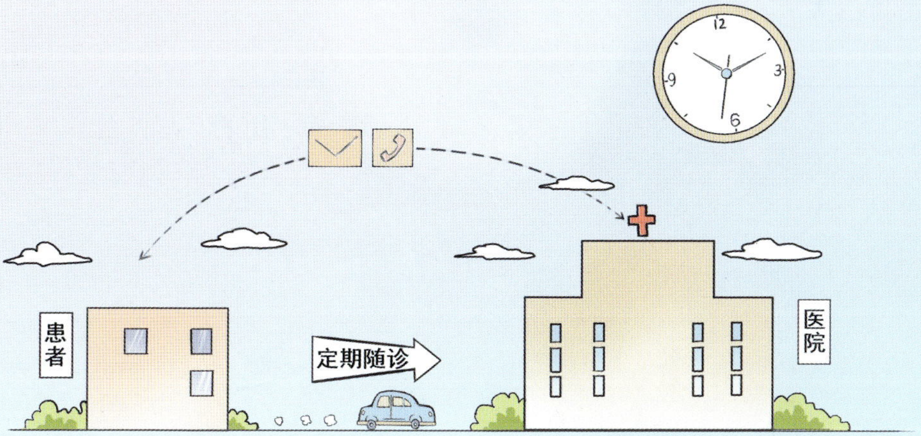

59. 类风湿关节炎为什么要达标治疗?

西医说

达标治疗一开始是为了控制高血压和糖尿病患者病情提出的。近十余年，该理念被引进到风湿科的领域里，并逐渐被大家接受。达标治疗，顾名思义，就是要确立治疗目标，并以此来确定治疗方案并选择药物。2018 版《中国类风湿关节炎诊疗指南》明确提出类风湿关节炎达标治疗的理念，并对不同阶段的治疗和监测给出推荐。达标治疗就是以病情缓解（包括临床缓解和影像学缓解）作为治疗目标，采取各种积极有效的治疗，在一定时间内将炎症或病情活动度降至较低水平或达到临床缓解。

类风湿关节炎不仅造成患者身体机能、生活质量和社会参与度下降，亦给患者家庭和社会带来巨大的经济负担。目前，类风湿关节炎尚无法根治，但是通过达标治疗可有效缓解症状和控制病情。临床研究和临床实践均证实将疾病尽可能控制在缓解或低疾病活动度状态，可明显延缓类风湿关节炎患者关节受损。

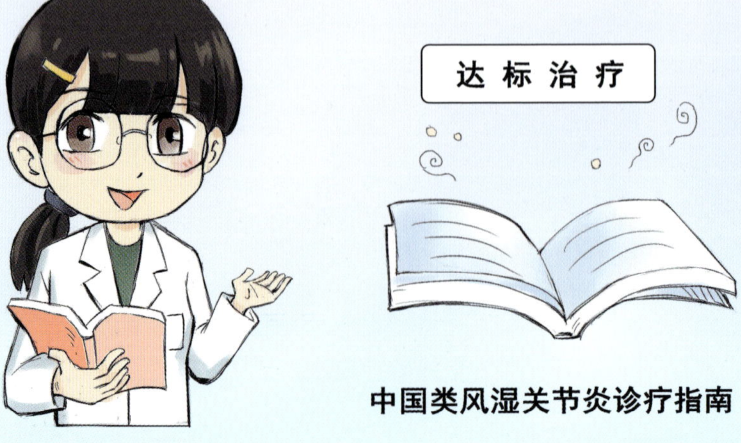

60. 类风湿关节炎的治疗药物有哪些不良反应?

西医说

类风湿关节炎的治疗药物主要是四大类，包括改善病情的抗风湿药、非甾体抗炎药、糖皮质激素、中成药等。

（1）改善病情抗风湿药。它包括传统合成抗风湿药、生物制剂以及靶向药物。

传统合成抗风湿药常有胃肠道反应、肝肾功能异常、骨髓抑制等不良反应。服药期间应定期查血常规和肝肾功能。

生物制剂常见不良反应有注射部位反应或输液反应，可能增加感染和患肿瘤的风险。

靶向药物主要是 JAK 抑制剂，可能发生白细胞减少、肝功能异常，增加感染和患肿瘤的风险，增加血栓栓塞事件概率。

（2）非甾体抗炎药。主要不良反应包括胃肠道症状、肝肾功能损害以及可能增加的心血管不良事件。

（3）糖皮质激素。其不良反应较多，包括医源性库欣综合征，可增加感染风险，诱发消化道溃疡，引起血压、血糖、血脂升高，加重动脉粥样硬化、青光眼、白内障，肌肉萎缩，影响生长发育，精神情绪改变，加速骨质流失、骨质疏松，甚至骨折、骨坏死等。

（4）中成药。一般不良反应较少。

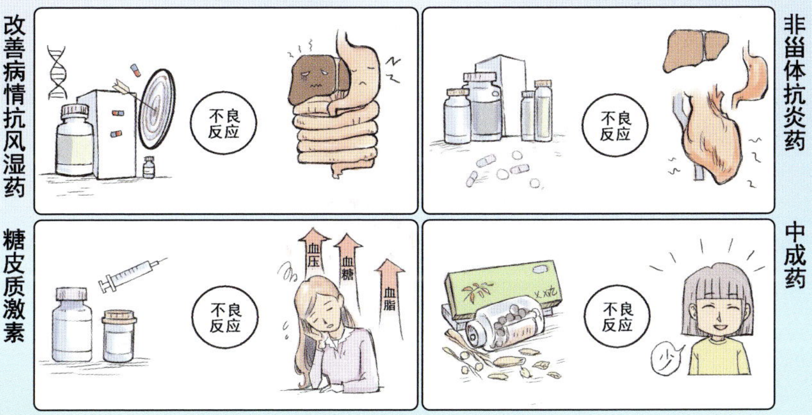

61. 类风湿关节炎并发间质性肺炎如何治疗?

西医说

肺间质病变是类风湿关节炎最常见的肺病变，见于约 30% 的患者，主要表现为活动后气短，肺纤维化。肺功能和肺影像学如肺部高分辨 CT 有助于早期诊断。治疗需要针对类风湿关节炎和间质性肺炎同时治疗。

（1）病因治疗。吸烟、遗传、胃食管反流等可增加间质性肺炎的发病风险。如吸烟患者必须戒烟。

（2）药物治疗。建议类风湿关节炎治疗药物和间质性肺炎治疗药物联合使用，抗风湿药不仅可以控制关节炎症状，还能改善全身炎症状态，控制间质性肺炎进展。如果肺纤维化进展，就需要联合抗肺纤维化药物（如尼达尼布、吡非尼酮等），来阻止肺纤维化进程。

（3）氧疗。如果患者出现呼吸困难、胸闷等症状，建议监测指脉氧或者动脉血气，低氧血症的患者建议长期氧疗。

（4）手术治疗。对于间质性肺炎晚期患者，肺移植也是一种治疗选择。

（5）肺康复锻炼和疫苗接种。肺康复锻炼可以改善患者的呼吸肌肉功能，减轻无效的氧耗。同时，疫苗接种可以减少感染的风险。

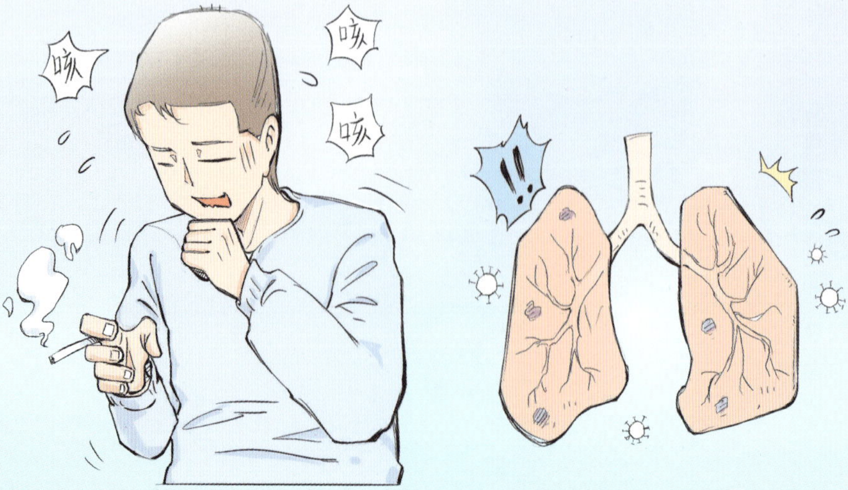

62. 类风湿关节炎并发血小板减少如何治疗？

西医说

如果类风湿关节炎患者发生血小板减少，可能是以下几种原因：(1）类风湿关节炎治疗药物不良反应。(2）类风湿关节炎病情活动累及血液系统。(3）合并其他结缔组织病。(4）感染。(5）合并血液系统疾病。

因此，如果类风湿关节炎患者发生了血小板减少，就要明确血小板减少的原因，其治疗原则是针对病因治疗。若是治疗类风湿关节炎药物导致，则尽量停用相关药物；若是合并感染则进行抗感染治疗；若是血液系统疾病导致则由血液科专科治疗。

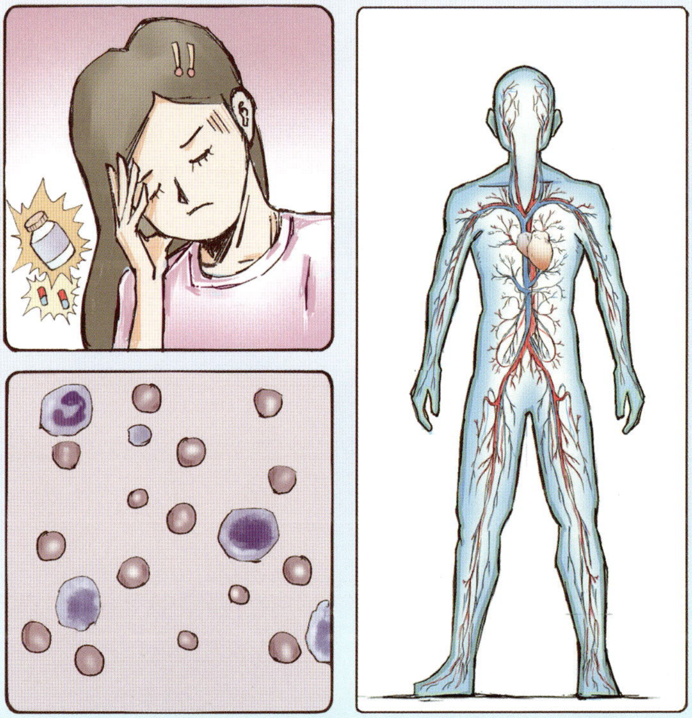

中医说

中医认为血小板减少属于“紫斑”范畴，类风湿关节炎属于“尪痹”范畴，所以讨论类风湿关节炎合并血小板减少，就是讨论尪痹合并紫斑的治疗，也是需要辨证论治的，可以分成实证和虚证。实证的有血热妄行证、瘀血阻络证，虚证是阴虚火旺证、气不摄血证。可以归纳成火热、血瘀、气虚。

它们对应的临床表现和治法如下。

（1）血热妄行证。临床表现是皮肤出现青紫斑块或者斑点，或伴有鼻出血、牙齿出血、大便出血、小便出血，或伴有发热、口渴、便秘、舌红、苔黄、脉弦数。它的治法是清热解毒，凉血止血。

（2）瘀血阻络证。临床表现为皮肤青紫斑点或者斑块，反反复复，面色发黑。毛发不光泽，眼白的地方有紫色血丝，下眼睑青紫发暗，或者两胁下有硬块，舌暗或者有瘀点瘀斑，脉细或涩。它的治法是活血化瘀，止血消斑。

（3）阴虚火旺证。临床表现为皮肤出现青紫斑点或斑块，时有发作，经常伴有鼻子出血、牙齿出血，或者月经过多、两颧发红、心烦、口渴、手足心热，或者潮热盗汗、舌红、苔少、脉细数。它的治法是滋阴降火，宁络止血。

（4）气不摄血证。临床表现是反复皮肤出现瘀点或瘀斑，经常觉得疲倦，没有力气，头晕眼花，面色发白，或者面色发黄，胃口不佳，舌淡，脉细弱。它的治法是补气摄血。

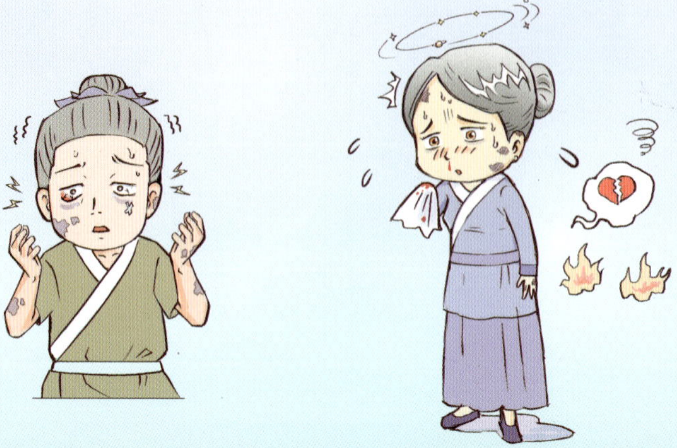

63. 类风湿关节炎并发贫血如何治疗?

西医说

类风湿关节炎患者出现贫血的原因很多，建议针对病因采取治疗。

（1）慢性炎症导致的贫血。通过应用抗风湿药物控制关节炎症，改善贫血。

（2）缺乏造血原料。食补摄入膳食铁，如动物肝脏、瘦肉、鱼、鸡鸭血、鲜蘑菇、黑木耳、大枣、芝麻酱、豆制品、猕猴桃、橙子及西红柿等；或者补充医源性造血原料，如维生素 B_{12}、叶酸等。

（3）溶血性贫血。治疗上根据贫血程度，给予激素、人免疫球蛋白、免疫抑制剂或联合生物制剂治疗。

（4）药物因素。治疗药物引起贫血者，调整类风湿关节炎药物。

（5）输血。重度贫血可采取输血来迅速提高红细胞数量。

中医说

中医认为，血液是由津液与营气如心脉化赤而成，津液与营气来自脾胃运化得水谷精微物质，津液可因邪气侵犯而被耗伤而致血虚。因此，类风湿关节炎并发贫血被认为是邪气耗伤津血的表现，归因为血虚证。治疗以补养气血、健脾补肾为主，健运脾胃则生化津血，补养肾精则化髓生血，根据情况也可适当运用温阳药物。可以用中药汤剂及饮食调控治疗。日常饮食应全面充足，保证营养，注意休息，活动过度或劳累均可耗伤精血。

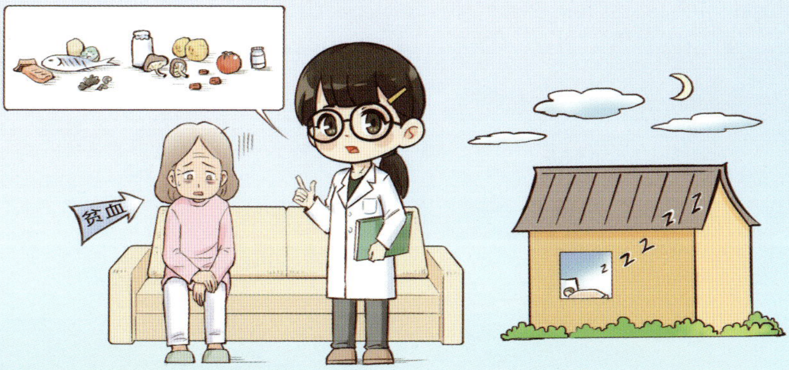

64. 类风湿关节炎并发血管炎如何治疗？

西医说

类风湿关节炎一旦并发血管炎，就意味着病情严重，需要采取综合治疗方案。药物治疗以大剂量激素和免疫抑制剂治疗为主，根据病情联合人免疫球蛋白和（或）生物制剂。非甾体抗炎药可以减轻血管炎引起的疼痛。病情严重的患者还可以考虑血浆置换治疗。对于合并血管狭窄或闭塞严重，药物治疗效果不佳者，可能需要进行手术治疗，如血管成形术或血管搭桥术等。

中医说

中医认为，类风湿关节炎并发血管炎是由于邪气伤至血络所致，一般有两种致病方式：其一是邪气久居四肢关节及经络，损伤络脉；其二则是邪由经络伤及脏腑，气滞血瘀，瘀血内生。因此，从治则上以活血化瘀、理气祛邪为主。

病情较急伤及络脉而致病者可选用中药汤剂、针刺等方法。而病情缠绵，邪伤脏腑者常以调和补养为主，可选用中药丸剂、膏方等缓和的治疗方法。

此外，针对各发病的年龄段来说，老年患者肾气衰退，脏气不足，正邪交争不剧烈，以邪盛正衰的情况居多，多体虚体弱，多寒多瘀，应重视休养调息，药食搭配，适当进行一些活动，预防新邪外侵，致内外邪气相合，使疾病加重。

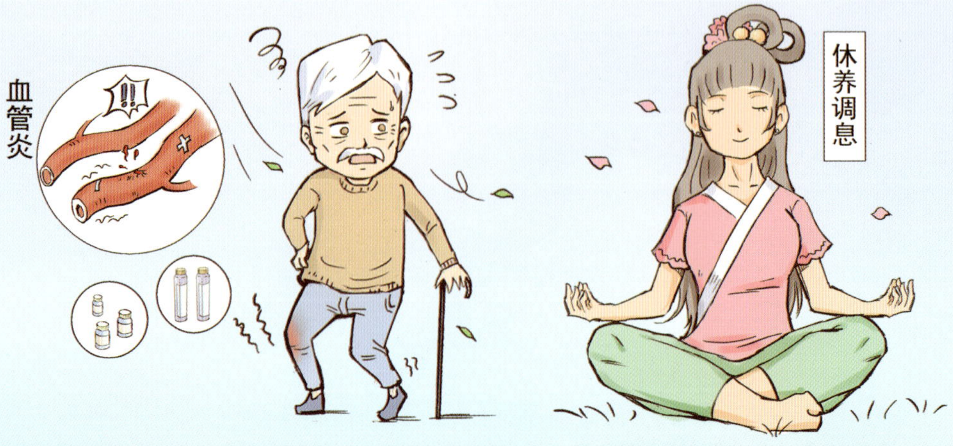

65. 类风湿关节炎并发肾脏病变如何治疗？

西医说

类风湿关节炎累及肾脏较少。如果并发肾脏病变，这时候治疗要兼顾类风湿关节炎和肾脏病变两方面。

（1）原发病的治疗。积极治疗类风湿关节炎，通过减轻关节炎症和免疫反应，有助于减少肾脏的进一步损伤。要注意避免使用肾毒性药物。

（2）肾脏病变的治疗。如病情较为严重，可考虑使用大剂量糖皮质激素、免疫抑制剂治疗，以及对症支持处理，必要时可考虑进行肾脏替代治疗。

中医说

类风湿关节炎出现肾脏病变的主要病因病机是邪气久居体内则伤肾气，肾气亏耗，久则生变。肾脏病变首先从功能上也就是气的损耗，肾气耗伤久则伤及肾精肾络，造成器质性的破坏，邪气可直接侵犯脏腑或循经致病。

因此，在治则上，第一通常是御邪护肾，邪气久居必伤肾脏，为此预防邪耗肾气及邪气传变则尤为重要。第二则为扶正固涩抗邪，邪气若已然损伤肾脏，导致肾气亏伤或肾失固涩等。在治法上，如肾病急重则以补肾祛邪为主；若症状平缓则以治疗类风湿关节炎为主，治疗肾病为辅。治疗方法为固涩肾气、补肾助气、化瘀通浊、健脾疏肝。

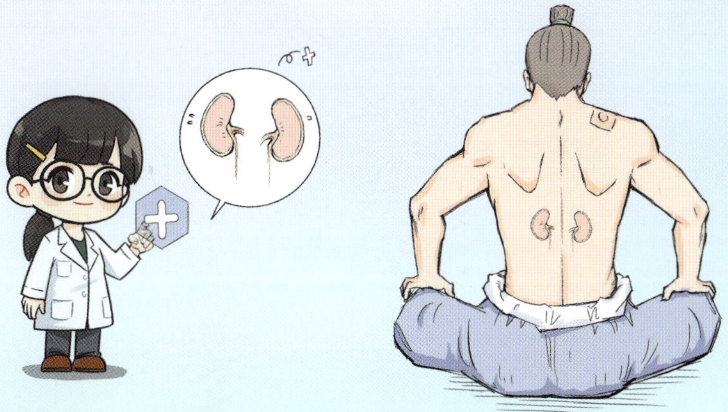

66. 备孕期间，如何治疗类风湿关节炎？

西医说

首先，在孕前准备方面，应该就类风湿关节炎女性孕前风险评估、孕前用药指导、孕期疾病活动度监测、孕期安全用药、产后哺乳期用药等方面进行健康教育，制订个体化的妊娠方案。

备孕期有哪些药物可供治疗选择呢？目前治疗类风湿关节炎的药物包括非甾体抗炎药、糖皮质激素、改善病情抗风湿药物、生物制剂、小分子靶向药以及中药等。非甾体抗炎药，孕前最好不使用。糖皮质激素，建议小剂量使用。现有临床观察证据表明，孕前使用羟氯喹、柳氮磺吡啶、硫唑嘌呤对胎儿发育是安全的，而甲氨蝶呤、来氟米特、吗替麦考酚酯、环磷酰胺会增加致畸风险。有致畸风险药物在孕前期应禁止使用。生物制剂类药物，如培塞利珠单抗在整个孕期使用已经有一定研究数据支持。其他生物制剂需谨慎使用，建议咨询风湿科专科医生。小分子靶向药目前仍不推荐在备孕期使用。

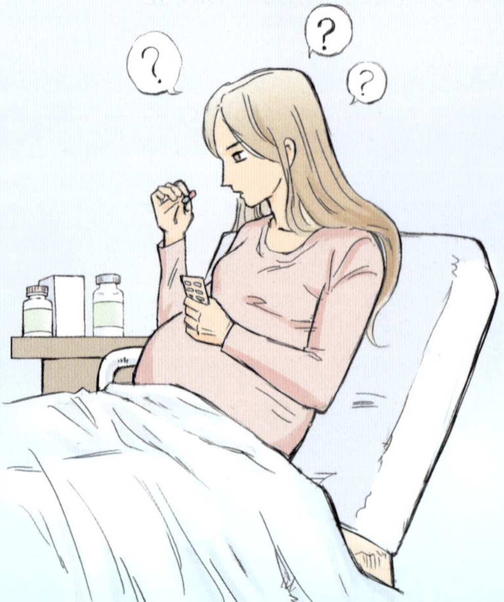

67. 妊娠哺乳期间，类风湿关节炎患者还能吃药吗？

西医说

在孕期用药方面，尽管文献显示约 60% 的女性类风湿关节炎患者在孕期病情出现明显自发缓解，但对特定个体是否出现缓解，其实很难确定；而且中断药物很可能使病情复发，疾病活动度增高，可能增加胎儿发育不良及早产风险。为了预防孕期疾病活动度加重，建议继续使用安全药物控制病情稳定。建议整个孕期均可使用羟氯喹、硫唑嘌呤、柳氮磺吡啶；谨慎使用非甾体抗炎药，在孕晚期禁用非甾体抗炎药；糖皮质激素可以低剂量在孕期使用；肿瘤坏死因子抑制剂中，优先选培塞利珠单抗，其他 TNF-α 抑制剂则建议在孕晚期中断使用。

哺乳期间当然也是可以用药的。一般认为短期内使用非甾体抗炎药风险较低，优先选择短效非甾体抗炎药如布洛芬。母乳喂养期间使用强的松龙也相对安全，一般建议在服药 4 小时后再进行喂养。抗风湿药物中，哺乳期推荐使用羟氯喹和柳氮磺吡啶，甲氨蝶呤和来氟米特不推荐使用。对于妊娠后期停药的女性患者，应分娩后 2 周开始药物治疗，以防止产后复发。

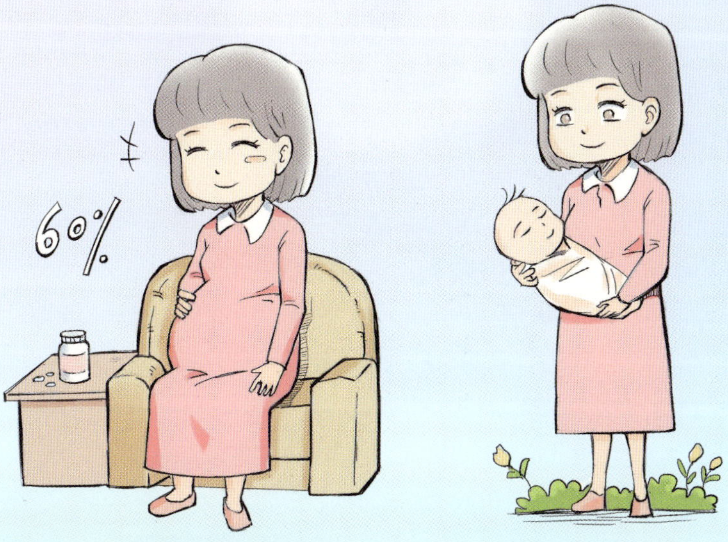

68. 择期手术期间，怎么调整类风湿关节炎治疗药物？

西医说

类风湿关节炎患者围手术期感染风险是增加的，建议对治疗药物进行调整，以降低感染发生风险。涉及具体药物，建议如下。

（1）对于择期手术来说，激素应减至每天＜10 mg（以泼尼松为例）。围手术期间，激素剂量应保持恒定。

（2）甲氨蝶呤在围手术期可以继续使用。如果每周剂量超过 20 mg（8 片 / 周），应考虑暂时减少剂量。

（3）如果感染风险较低，可在围手术期继续使用来氟米特。如果感染风险高，应在手术前用消胆胺洗脱来氟米特以减少风险。

（4）羟氯喹和柳氮磺吡啶可在围手术期继续使用。

（5）肿瘤坏死因子抑制剂、白介素 -6 受体抑制剂、阿巴西普在重大择期手术或感染风险增加时应在围手术期暂停使用，并在治疗间隔结束时安排手术。

（6）对于利妥昔单抗，择期手术可安排在最后一次输注后 4 个月和下一次输注前至少 4 周。

（7）对于重大手术，JAK 抑制剂应在手术前 3 ~ 4 天停用。

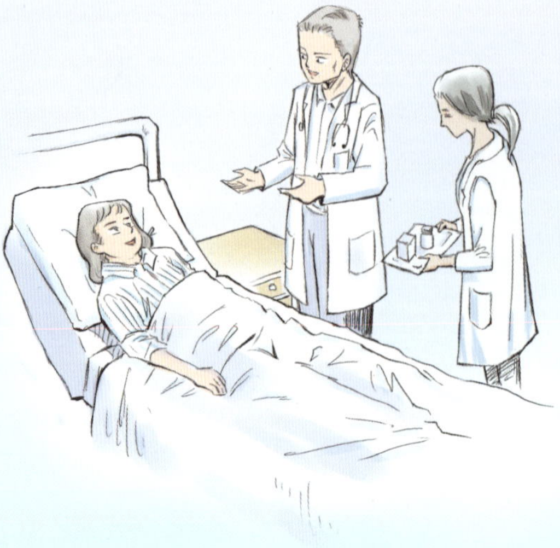

69. 类风湿关节炎合并肝功能不全如何治疗?

西医说

类风湿关节炎患者出现肝功能不全，首先要明确肝功能不全的原因，这是制定下一步治疗方案和具体用药的关键。

（1）寻找病因。造成类风湿关节炎患者肝功能不全的原因包括药物性肝损伤、与本身疾病相关，以及其他原因。

药物性肝损伤：治疗类风湿关节炎的药物有可能导致不同程度的肝损伤。

与本身疾病相关：类风湿关节炎可能并发自身免疫性肝病，如自身免疫性肝炎、胆汁淤积性肝病、原发性胆汁性胆管炎。

其他原因：如感染、肿瘤等，均需完善专科检查，明确病因。

（2）处理原则。明确肝功能不全原因之后，可选择针对病因的治疗方案。如与使用治疗类风湿关节炎药物有关，应立即停止使用可能造成肝功能受损的药物，选择对肝功能没有影响的药物，同时根据肝功能具体情况使用保肝药。如与疾病本身相关，则以治疗原发病为主，避免使用加重肝功能损伤的药物。如为其他原因，则针对病因进行治疗。

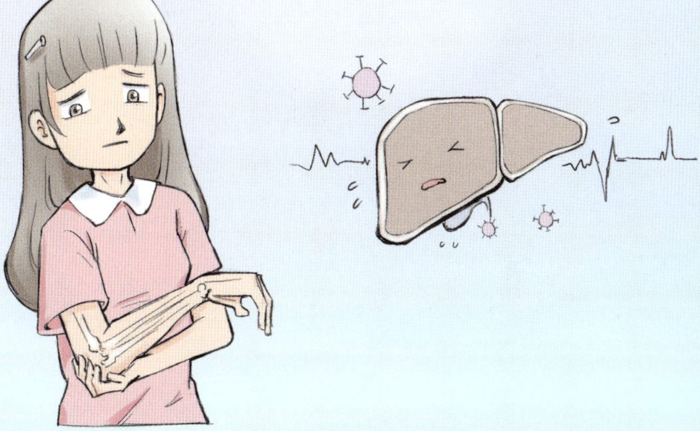

70. 类风湿关节炎合并肾功能不全如何治疗？

西医说

类风湿关节炎属于结缔组织病的范畴，其特点就是容易累及多脏器，因此可能会并发肾脏病变。很多治疗类风湿关节炎的药物也会有肾功能损伤。类风湿关节炎合并肾功能不全时，可选择以下几类药物治疗。

（1）非甾体抗炎药。不推荐用于严重肾功能不全患者。对轻中度患者需密切监测、尽量短疗程使用。

（2）糖皮质激素。对肾脏影响小，但激素治疗会出现水钠潴溜导致水肿和低钾，肾功能不全患者使用过程中需关注水肿、血钾情况。

（3）改善病情抗风湿药。经肾脏代谢的药物，如甲氨蝶呤、来氟米特，中重度肾功能不全患者慎用或者禁用；柳氮磺吡啶、硫酸羟氯喹、艾拉莫德等减量使用。

（4）生物制剂。肿瘤坏死因子－α 抑制剂和白介素 –6 受体拮抗剂对肾脏影响小。T 淋巴细胞共刺激分子拮抗剂（如阿巴西普）和抗 CD20 单抗（如利妥昔单抗）缺乏肾功能不全患者的用药数据。泰它西普轻度肾功能不全无须调整剂量。

（5）小分子靶向药。轻度肾功能不全患者安全度相对较高，使用过程中仍需谨慎监测。

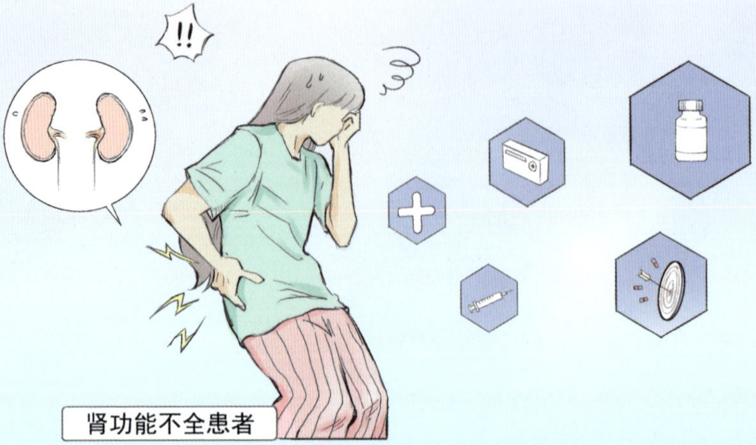

71. 类风湿关节炎合并乙肝如何治疗?

西医说

类风湿关节炎患者合并乙肝病毒感染较为常见，发生率约为11%。抗风湿药可能导致乙型肝炎病毒（HBV）再激活，进而导致肝损伤。所以，对类风湿关节炎合并乙肝患者，在治疗类风湿关节炎过程中，要密切监测乙肝，防止乙肝病毒再激活。

（1）评估HBV感染的状态。需根据抗HBcAb、HBV-DNA、HBsAg、HBeAg等指标综合判断，治疗过程中也需定期监测感染情况，在感染科医生的指导下合理选用抗病毒药。

（2）评估药物增加HBV再激活的风险。不同治疗药物增加HBV再激活的风险不同，选择免疫抑制剂时需权衡利弊。利妥昔单抗属于高风险组；生物制剂及小分子靶向药属中风险组；慢作用药比如传统合成的改善病情的抗风湿药相对低风险。糖皮质激素的风险与使用的剂量有关。故利妥昔单抗、生物制剂及小分子靶向药导致HBV再激活风险高的药物，需要预防性抗病毒治疗。对于使用慢作用药，如甲氨蝶呤等没有要求预防性抗病毒治疗，但需1～3个月进行肝功能检测及HBV感染的监测。

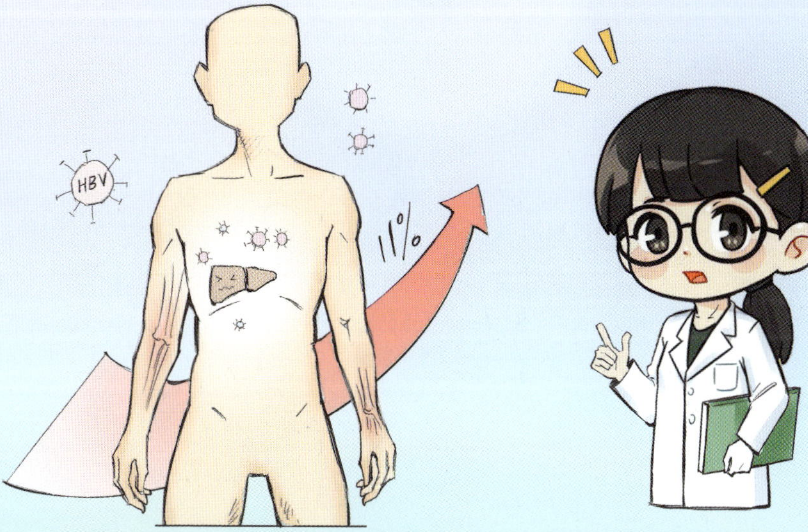

72. 类风湿关节炎合并肿瘤如何治疗？

西医说

类风湿关节炎合并肿瘤的治疗是一个复杂而个体化的过程，需要综合考虑患者的具体情况、肿瘤类型和分期、类风湿关节炎的病情活动度以及患者的整体健康状况。以下为治疗原则和策略。

（1）治疗原则。类风湿关节炎合并肿瘤的治疗要注意两者之间的平衡，在控制肿瘤的同时，也要关注类风湿关节炎病情，避免过度治疗导致免疫抑制，增加感染和其他并发症风险。

（2）具体治疗策略。类风湿关节炎治疗方面，非甾体抗炎药、羟氯喹可用于缓解类风湿关节炎的疼痛和炎症。有骨髓增生异常如白血病前期病史或淋巴增殖性疾病，禁用甲氨蝶呤、来氟米特。对于 5 年前经治的实体肿瘤或非黑色素瘤皮肤癌患者，推荐任何生物制剂；5 年内经治的实体肿瘤或非黑色素瘤、5 年前经治的黑色素瘤及恶性淋巴增生疾病患者，均推荐利妥昔单抗。中药和针灸可作为辅助治疗手段，缓解症状并改善免疫功能。

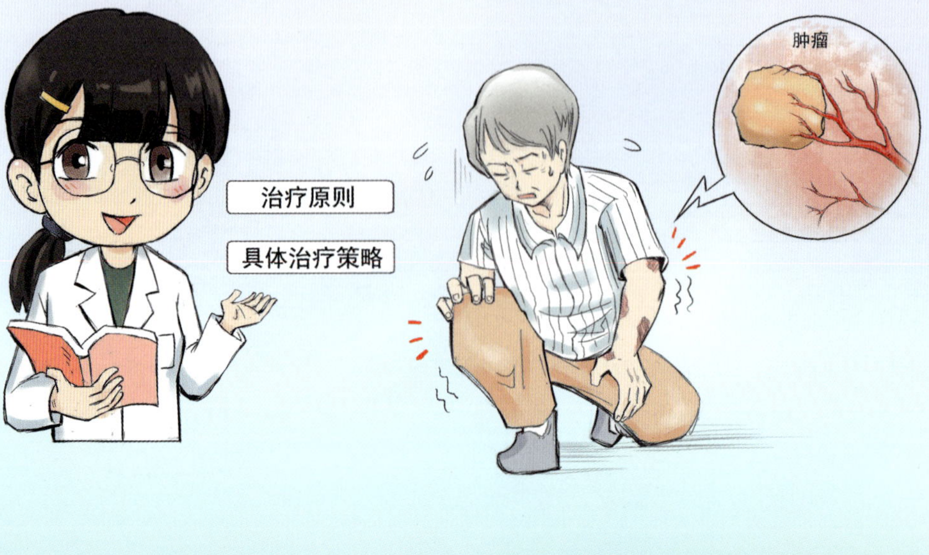

73. 类风湿关节炎合并结核感染如何治疗？

西医说

临床上如果确定是结核感染活动期，要积极进行抗结核治疗。活动性结核和类风湿关节炎可以同时治疗。一方面，在风湿科医生指导下规范药物尤其是糖皮质激素的使用，在足量抗结核药物治疗的同时加用甲氨蝶呤、来氟米特、艾拉莫德、羟氯喹、非甾体抗炎药等；在完成抗结核治疗之后才可进行生物制剂的治疗。另一方面，要在结核科医生指导下规范抗结核治疗，监测患者的肝肾功能、血常规等指标，调整联合用药方案，加强营养，使结核感染尽快治愈。

对于类风湿关节炎合并结核潜伏感染患者，原则上均建议给予预防性抗结核治疗，治疗至少 1 个月后再启动生物制剂（首选非肿瘤坏死因子抑制剂）治疗，对于糖皮质激素和免疫抑制剂的启用时机并没有明确规定，建议参考上述生物制剂的标准执行。异烟肼、利福平单药或联合用药方案原则上均可使用，但建议优先推荐使用 3HP 方案，即服用 3 个月异烟肼 + 利福喷汀。

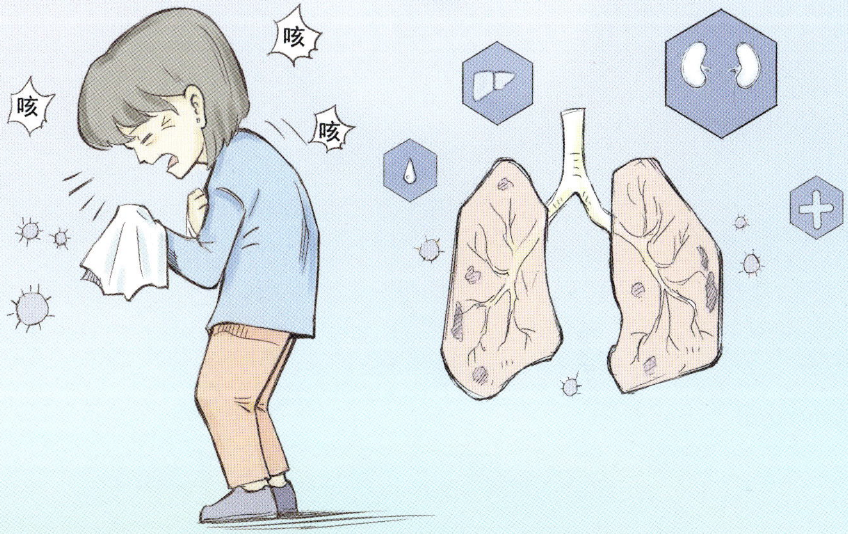

74. 为什么类风湿关节炎治疗过程中需要以补益肝肾、祛风寒湿治本?

中医说

从病因病机来说，类风湿关节炎由风、寒、湿三邪侵犯机体致筋骨关节活动不利或素体虚损受外部邪气侵犯而至关节肿胀疼痛等。因此，从病因机制上来说，治疗过程需要祛风、寒、湿，祛除外部侵犯机体的病邪，以达到治疗目的。而肝主筋，肝血养筋，肾主骨，肾精化髓养骨，邪气侵犯筋骨关节，久则侵犯脏腑，肾脏是易受侵袭的脏腑，邪气耗伤肾气和肾精；而肝肾同源，肾精耗伤则不养肝阴肝血，久则伤肝。故在治疗过程中应注重补益肝肾，使脏气充足的同时可补养筋骨关节以恢复功能及抗邪。

治疗方法需要根据患者的实际情况运用，疾病病势较急者，可首选祛风、寒、湿为主要治法，在疾病发展过程中必会损伤脏器，故可以祛风、寒、湿为主而补益肝肾为辅作为治疗方法。在年龄层面上，年轻患者脏气充沛，一般少有肝肾脏腑的累及，因此主要的治法仍以祛风、寒、湿为主，而老年患者肾气亏损、正气不足，若感风、寒、湿外邪而致类风湿关节炎的发生，应首要重视补养脏腑、补养肝肾、补气祛邪，若风、寒、湿等症状表现剧烈则可以祛风、寒、湿及补益肝肾两种治法同时进行。而疾病日程较久者，伤及肾脏，也首先考虑补益肝肾为主。

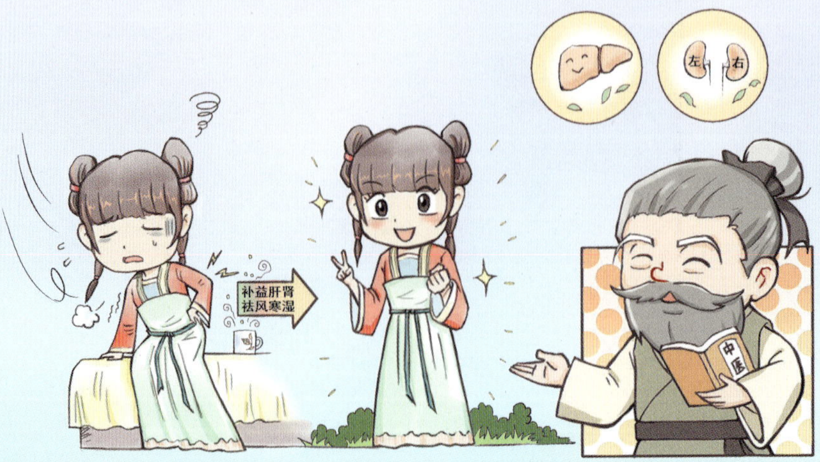

75. 为什么类风湿关节炎治疗过程中需要注重固护中焦脾胃?

中医说

脾胃在中医理论中被认为是后天之本，全身机体的脏腑、四肢关节、筋肉等均需要脾胃运化后的水谷精微濡养，体内的气及津血均需要水谷精微的补充。因此，在正常的生理过程中脾胃占据着核心的地位。

在疾病治疗过程中需要固护中焦脾胃，首先脾胃是气血生化之源，脾胃运化外来的水谷转为精微物质补养四肢筋骨关节及补充正气，利于抗邪及邪气破坏后的恢复，若脾胃损伤则四肢关节及脏腑无法获得充养而虚弱无力抗邪，使病情加重；其次脾胃是生痰之源，脾胃功能若失调，不能有效运化水湿，就会导致湿邪内停，湿性黏滞重浊可滞留关节处，引起气血黏滞，产生疼痛。此外，脾胃是气机之中枢，脾胃损伤则气机不畅，邪气内生。

在治疗过程中，中医运用中药汤剂、丸剂等口服药均需要考虑脾胃的情况，口服药剂需要经过脾胃的运化才可至病位，若患者本身有脾虚胃弱、脾胃虚寒、脾胃湿热等脾胃系问题，需要谨慎用药，以防引起患者的不适，且不能执于大量运用祛风寒湿药及止痛药追求疗效，这些药物多性味强烈或可伤脾。在运用如补益药等滋腻性较强的药物时可运用健脾消食药，辅助脾胃的运化。此外，应注意日常对脾胃的保护，邪气久留终伤脏器，若治疗过程中，饮食不节，损伤脾气，脏气亏损则邪气易侵犯脾胃。

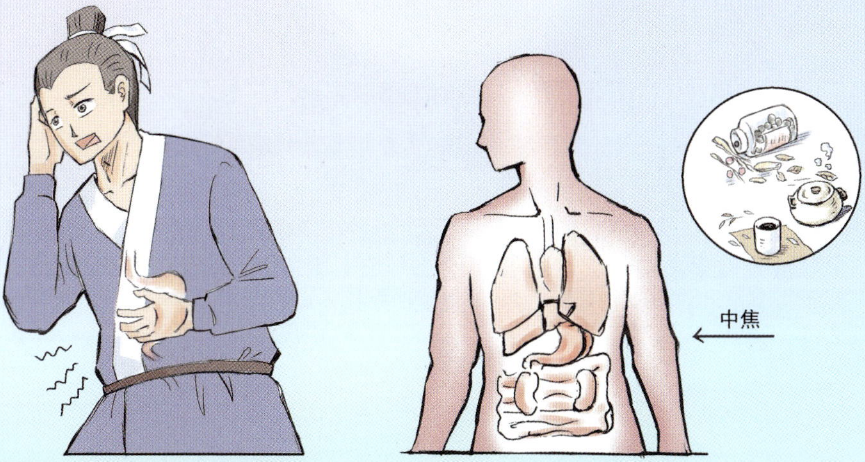

76. 为什么类风湿关节炎治疗过程中需要强调祛痰化瘀？

中医说

中医认为，“怪病皆属于痰”。

痰分为有形之痰和无形之痰。最显而易见的就是咳嗽咳出来的痰，还会带有不同的颜色，比如能咳出白痰、黄痰、黄绿痰或者痰中带血等，这些都是有形之痰。而无形之痰则是我们生活中看不见的没有固定形状的痰。比如，除了感冒会引起咳嗽咳痰外，平时生活中经常摄取甜的食物或者油腻的食物，饮食不加以节制，脾胃无法运化水湿，痰浊从内而生。

痰浊排泄不出去，堵在经络脏腑中，就会出现痰浊蒙蔽神窍、痰浊蒙蔽心神、痰浊堵塞经络等症状，导致相应生理功能失常。当痰浊堵塞经络时，经络气血运行不通畅，气血瘀滞，经脉失去濡养，不通则痛，就会出现关节肿痛。病程日久，痰浊与瘀血胶着在一起，除了大经络能被堵塞外，小的络脉也会被堵塞，导致关节更加肿痛，关节活动受限，所以治疗过程中强调祛痰化瘀。

痰浊就好比咀嚼过后的口香糖，非常黏腻，要是不用纸包起来扔了，直接扔地上，就粘在地上，要不及时清除，再沾上其他的垃圾，痰浊也会沾上瘀血，两者胶着在一起，需要专门去铲除才能弄干净。类风湿关节炎以反复关节肿痛、关节畸形为主，在辨证论治的同时，如果关节仍有肿痛，可以考虑痰瘀阻滞关节经络所致，因此尪痹治疗过程中强调祛痰化瘀。

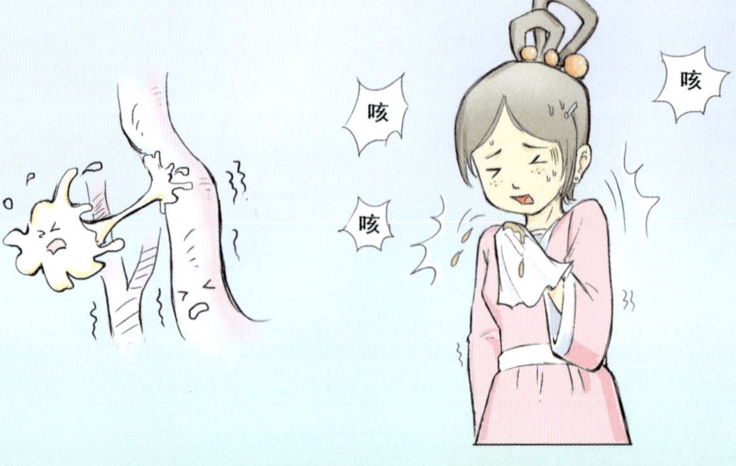

77. 类风湿关节炎常用虫类及藤类药有哪些？

中医说

类风湿关节炎在中医治疗中，会使用一些特定的虫类和藤类药材来缓解症状。这些药材通常具有独特的药理作用，如祛风湿、活血化瘀等。

（1）虫类药材有全蝎、蜈蚣、地龙等。

全蝎具有很强的祛风湿、通经络的作用，常用于治疗风湿痹痛、筋骨酸痛等症状。它还能疏风清热，用于类风湿关节炎时，可以减轻关节肿胀和疼痛。

蜈蚣在中医中用于祛风湿、通经活络，对抗炎症有一定效果，特别适用于关节痛或肌肉痛的情况。

地龙有较好的活血化瘀和舒筋活络的效果，适用于血瘀型关节痛。它能帮助改善血液循环，减少瘀血引起的疼痛。

（2）藤类药材有雷公藤、海风藤、威灵仙等。

雷公藤是治疗类风湿关节炎非常重要的药材，它具有消炎、免疫调节的功能。在中医理论中，雷公藤可以清除湿热、消肿止痛。

海风藤味苦、寒，归肝经，有很好的祛风湿、舒筋活络的作用。用于风湿痹痛，特别是对于慢性关节炎有较好的疗效。

威灵仙能够散寒除湿、强筋骨，适合用于风湿性关节痛。它对减轻关节的疼痛和僵硬有一定帮助。

在使用这些药材时，通常需要按照个体的体质和病情进行适当的配伍使用。由于这些药材可能有一定的不良反应或者具有毒性（如雷公藤），应在专业中医师的指导下使用。

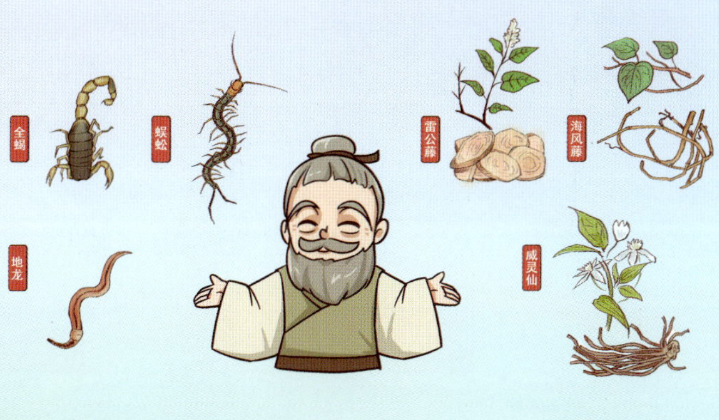

78. 类风湿关节炎中药制剂有哪些？

中医说

类风湿关节炎的中药制剂主要指从雷公藤、青风藤、白芍提取加工的制剂。

（1）雷公藤。味苦、辛、凉，有大毒，其功效为祛风除湿，活血通络，消肿止痛，杀虫解毒。主治类风湿关节炎、风湿性关节炎、肾小球肾炎、肾病综合征、系统性红斑狼疮、干燥综合征、白塞病、湿疹、银屑病、麻风病、疥疮、顽癣等。市面上常见的雷公藤制剂就是雷公藤多苷片，疗效确切，临床上使用较多。昆明山海棠也属于雷公藤属植物，苦、涩、温，有大毒，它的根可以祛风除湿、舒筋活络、清热解毒，它的根皮可以续筋接骨、祛瘀通络。常见的有雷公藤甲素，该药物除了能治风湿性疾病外，治疗肾脏病也颇为有效。还有火把花，也属于雷公藤属，与昆明山海棠提取部位不同，疗效尚佳。

（2）青风藤。该药物属于防己科属类，味苦、辛，性平，归属肝、脾经，具有祛风湿、通经络、利小便功效，用于风湿痹痛、关节肿胀、麻痹瘙痒。正清风痛宁片主要成分为青风藤中的青藤碱，在临床具有一定疗效。

（3）白芍。是从白芍干燥的根中提取到的部分。白芍是临床常见的一味补虚类中药，其味苦、酸，性微寒，归肝、脾经，它的功效是养血调经，敛阴止汗，柔肝止痛，平抑肝阳，主治血虚萎黄、月经不调、自汗盗汗、胁痛、腹痛、四肢挛痛、头痛眩晕。该药目前广泛应用于临床治疗类风湿关节炎、原发性干燥综合征。

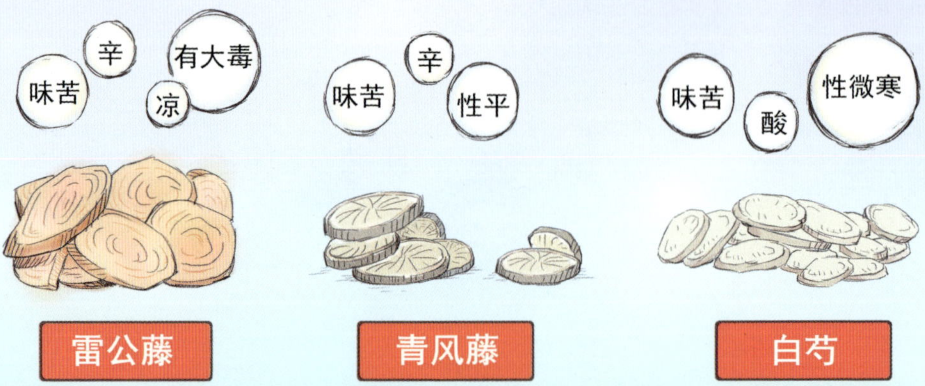

79. 类风湿关节炎针灸常用取穴有哪些?

中医说

类风湿关节炎往往首发于筋骨，又都可从风、寒、湿论治，这正是针灸的特长方向。众所周知，针和灸都有疏通经络、调和阴阳、加快人体循环的作用，从而达到治疗类风湿关节炎所需要的通络、除湿、散寒、祛风的作用。针灸治法以舒筋通络，但其以局部取穴为主。类风湿关节炎患者病在肩处，可选取肩髎、肩髃、腕关节配伍阳池，腕骨、踝关节选取申脉、昆仑。最为常发的指间关节，可以选取八邪、四缝穴，亦有功效。对证来说，则要根据不同的证型选取治疗主穴位。如有红肿热痛，局部按之觉烫手，且伴有一系列诸如全身低热、尿黄便干、舌红苔黄、脉滑者，属风湿热痹类型。针灸选穴上，当取大椎，最好是点刺放血，配伍阳陵泉以泻法，但此症候为阳邪，风性走窜为阳，湿寒瘀久化热，亦化为阳邪，阳邪需浅刺立出，不可留针，在商阳，少商穴位上用三棱针点刺出血亦可以起到辅助加强泻热、消肿、止痛的作用。倘若不甚红肿，但关节已然变形，呈梭形肿胀，皮下可触及瘀结，甚至患者并发胸口刺痛。这是因为痰湿客于经络，甚者日久变生痰瘀，经络壅塞，不通则痛。首选丰隆，血海穴以泻法，一则取散瘀阻止痛之意义，二则治风先治血，血行风自灭，两穴配伍治疗。《金匮要略》论述道：“邪气所凑，其气必虚。”诸如类风湿关节炎这样的风湿病，究其发病原因必然是风寒湿邪气夹杂外犯人体而成病，但在日常生活和诊疗中，正气虚弱、无力抗邪是往往被忽略的一个环节。脾肾不足当为本，湿热、痰瘀则为标。在上述治疗选穴中，更要加太冲、太白加以补法配伍。平时饮食起居要少食油腻，多运动以减少脾的负担和加强脾阳之功能，帮助它起到化痰去湿的职能。至于灸法，则以杨继洲“以火补者毋吹其火，待其从容彻底自灭，敷膏药以养火气。以火泻者速吹其火，开其穴也”的指导思想，选取上述穴位进行灸法。

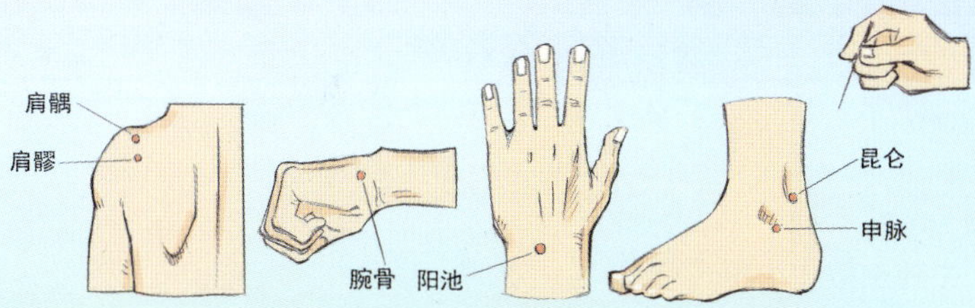

80. 类风湿关节炎中医外治法有哪些?

中医说

中医外治法在中医治疗疾病中有很重要的作用。中医内治法和中医外治法的结合体现中医治疗疾病的精髓。外治法即物理疗法，是指通过声、光、冷、热、电、力（运动和压力）等物理因子进行的治疗，采用非侵入性、非药物性的治疗来恢复身体原有的生理功能。物理疗法对于类风湿关节炎患者，可以改善关节局部炎症，缓解关节肿痛。

中医常用的物理疗法有艾灸、耳穴、拔罐、刮痧、中药热敷、中药熏洗、推拿等。以上方法主要起疏经通络、行气活血之功效。

（1）艾灸。它可以通行十二经,《黄帝内经》中提到“病生于脉，治之以灸刺”，是指当疾病发生在经脉时，治疗的方法应该是使用针灸治疗。因此，艾灸治疗关节肿痛，通过经络传导，温经散寒，消瘀散结，直达病所。

（2）耳穴。通过人体经络循行及人体全息投影，刺激穴位，起到治疗作用。

（3）拔罐。可以温经通络、行气活血、消肿止痛，用来治疗关节肿痛。

（4）刮痧。可以疏通经络来治疗关节疼痛。

（5）中药热敷。它来自中医熨烫疗法,《黄帝内经》中提到“病生于筋，治之以熨引”的论述，而且还专门记载有一副药熨方用来治疗寒痹。

（6）中药熏洗。它可以活血通络，行气止痛，常见的形式有用特定的中药外洗足浴，当然有些皮肤疮疡的也可以用中药熏洗来杀虫止痒、敛疮生肌等。

（7）推拿。它可以疏通经络来治疗关节疼痛。

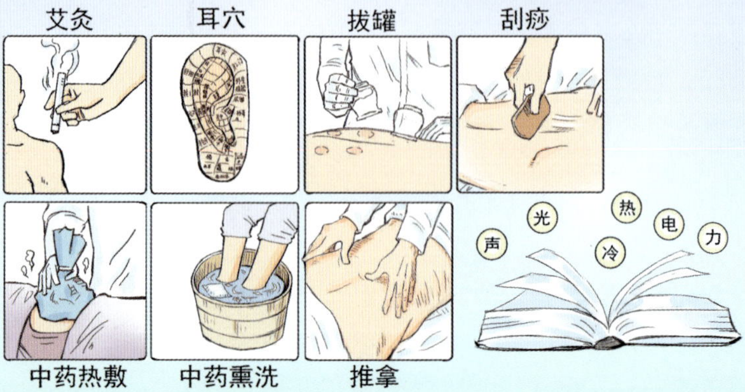

81. 类风湿关节炎冬病夏治的具体方法有哪些?

中医说

中医的冬病夏治的方法来源于《黄帝内经》中《素问·四气调神论》中提出的“春夏养阳”以及《素问·六节脏象论》中“长夏胜冬”的思想。冬病夏治是指对于一些在冬季容易发生或加重的疾病，在夏季给予针对性的治疗，提高机体的抗病能力，从而使冬季易发生或加重的病症减轻或消失。

具体方法有药物贴敷、针灸、埋线、刮痧、拔罐、内服药物等，通过在夏季自然界阳气最旺盛的时间对人体进行药物或非药物疗法，益气温阳、散寒通络，从而达到防治冬季易发疾病的目的。其中最常见的是三伏穴位贴敷，也就是大家经常说的“三伏贴”，即在夏季的三伏天用中药穴位贴敷治疗冬天容易发作或加重的疾病，疗效显著。三伏是指初伏、中伏、末伏的合称，是一年中最炎热的时候，从夏至后第三个庚日为初伏，第四个庚日为中伏，立秋后第一庚日为末伏。

三伏贴除了可以用来治疗类风湿关节炎等风湿性疾病外，还可以用于治疗呼吸系统疾病、消化系统疾病、耳鼻喉科疾病、皮肤病、妇科病等。中药内服、针灸、埋线、刮痧、拔罐也是根据每个人病证进行辨证施治。

冬病夏治的疗程最好连续应用 3 ~ 5 年。

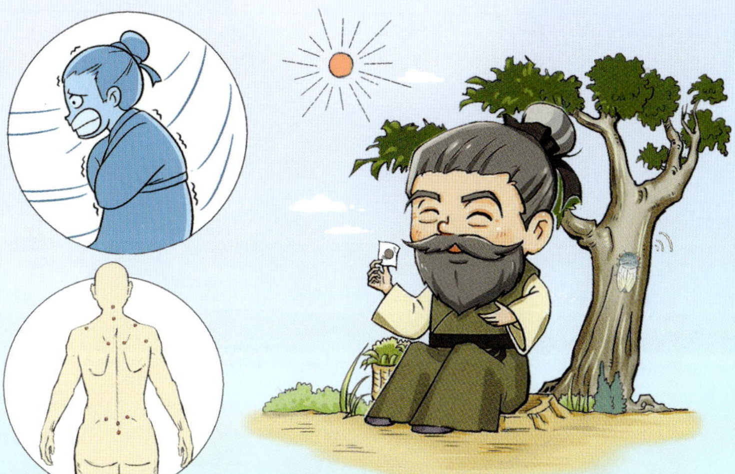

82. 类风湿关节炎手指点穴常用取穴有哪些？

中医说

类风湿关节炎可累及全身关节，根据发病部位、邪正盛衰及禀赋差异等，类风湿关节炎的症状表现各有不同，有全身性关节疼痛，有局部关节疼痛，因此可以根据该特点，选择适合个体的穴位进行手指点穴。

（1）上肢部疼痛取穴，具体有合谷穴、曲池穴、外劳宫穴。

合谷穴位于第二掌骨桡侧的中点处，为阳明大肠经原穴，是止痛要穴，具有镇静止痛、通经活络的功效，针对上肢关节疼痛具有较好的止痛作用，尤其是风邪侵犯机体的游走性疼痛，可起通经活络的功效。

曲池穴为阳明大肠经合穴，位于肘横纹外侧端，屈肘，尺泽与肱骨外上髁连线中点，该穴具有疏风通络的功效，对于上肢诸痛皆有一定的效果。

外劳宫穴位于手背侧的第二、三掌骨之间，掌指后 0.5 寸（1 寸 = 3.33 厘米），与掌心劳宫相对处。具有舒筋活络的作用，对于手部疼痛、手指麻木、屈伸不利见效较好。

（2）下肢部疼痛取穴，具体有阳陵泉穴、鹤顶穴。

阳陵泉穴位于小腿外侧，腓骨头前下方凹陷处，为足少阳胆经穴位，被称为经会，可治与筋相关诸症，治疗筋经疼痛、关节痹痛。

鹤顶穴为经外奇穴，位于膝部，髌骨上缘凹陷处，具有舒筋活络、通经止痛的作用，可治鹤膝风，膝关节疼痛、膝关节炎症属于局部取穴。

手指点穴在类风湿关节炎的治疗中可起到中医外治法的作用，通过手指点穴起到疏经通络、活血止痛之功效。

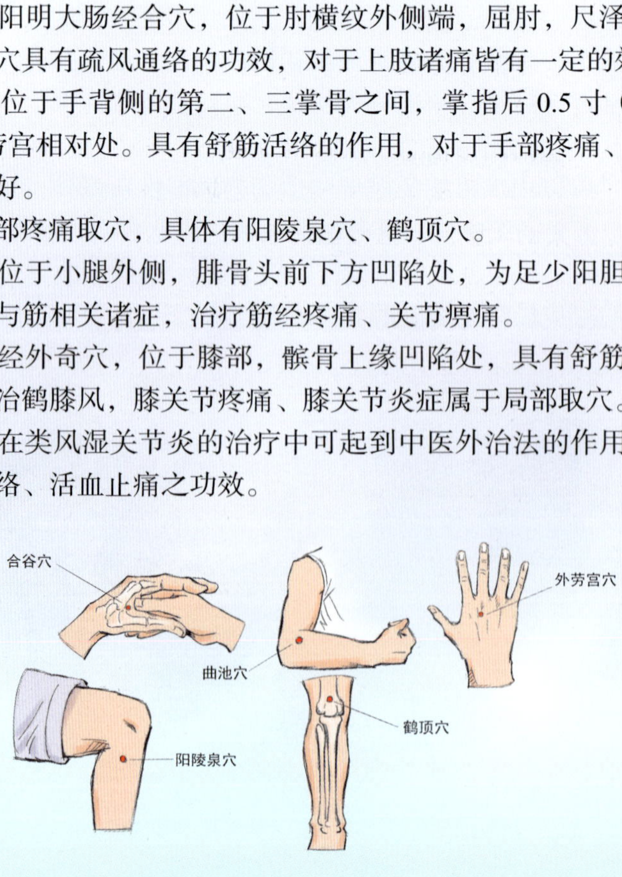

83. 类风湿关节炎是否可以只用中药治疗?

中医说

类风湿关节炎的治疗离不开中药治疗。但是西药在类风湿关节炎的治疗中也起到很重要的作用，故治疗类风湿关节炎不能只用中药。

类风湿关节炎的西医治疗近几年取得了很好的疗效，但中医在改善关节疼痛肿胀及晨僵方面也有很好的疗效。在中医治疗时要根据每个人的身体情况进行中药辨证施治。中华中医药学会《国际中医临床实践指南类风湿关节炎》中提出："治疗应以改善症状和体征，达到临床缓解或低疾病活动，延缓关节破坏，减少并发症，提高生命质量为目标。"

中医治疗以扶正祛邪，因人、因时、因地三因制宜为基本原则。治疗方案选择应充分考虑患者年龄、体质及生活环境，结合疾病分期、疾病活动度、疾病预后等因素进行中医综合治疗方案或中西医联合方案选择。治疗全程应对患者进行病情评估，包括四诊信息、疾病活动度、基于患者的报告结论、系统性损害等；根据病情活动轻重及对治疗方案的反应每 1 ~ 3 个月评估 1 次，根据评估结果进行治疗方案的调整。中医治法应根据症状体征，或攻或补，或清或温，或攻补兼施，或寒温并用等，内外兼治结合的综合疗法为最佳治疗方案。

中医中药在类风湿关节炎治疗中有一定效果，但不能仅靠中药进行治疗。

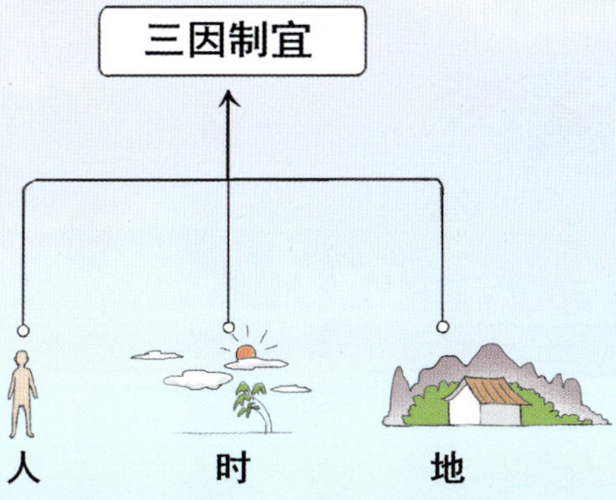

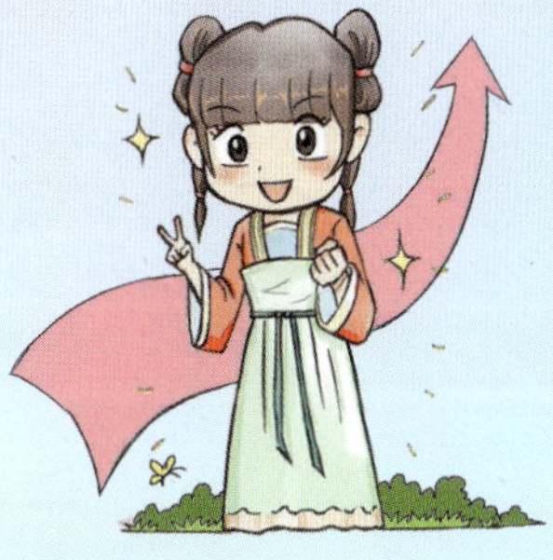

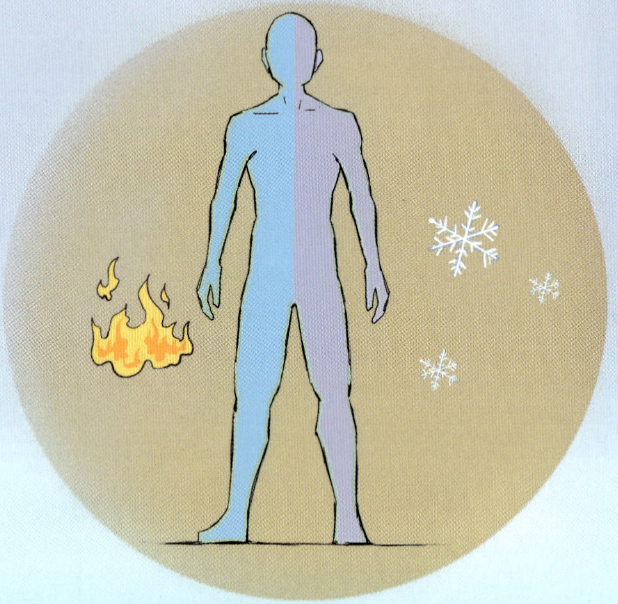

5

第五篇

预后康复篇

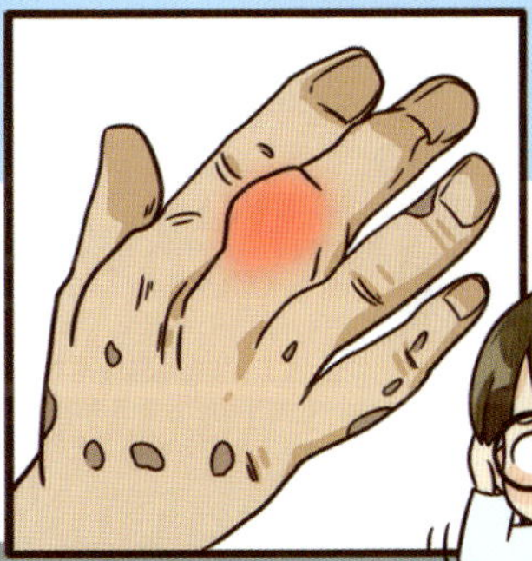

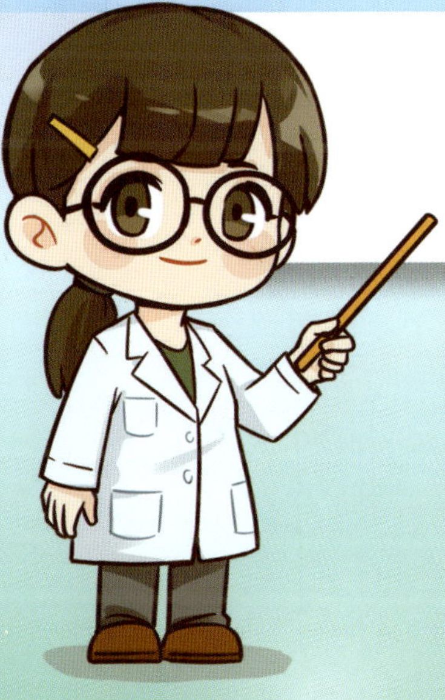

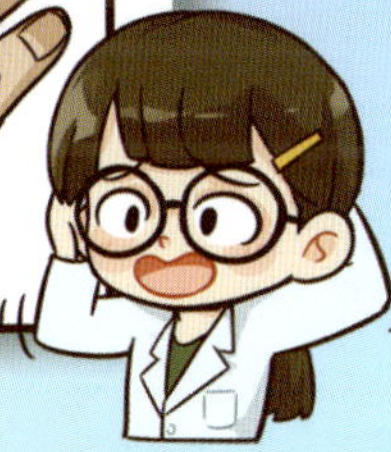

84. 如何预防类风湿关节炎?

西医说

类风湿关节炎虽然致残率很高，但早期治疗和干预是可以控制其发展的。

在医生指导下规范用药，不盲目增减药物。急性期以休息为主；缓解期选择中、低强度有氧运动，适当做关节康复锻炼操等。休息时维持关节正常功能位，防止关节变形。

日常生活中要注意关节保暖，避免受寒受潮。平常取物时先蹲下，拎物时尽量利用较大和有力的关节，不要用手指支撑，尽量使用大关节助力。避免长时间保持一个动作，经常变换姿势，活动四肢关节。

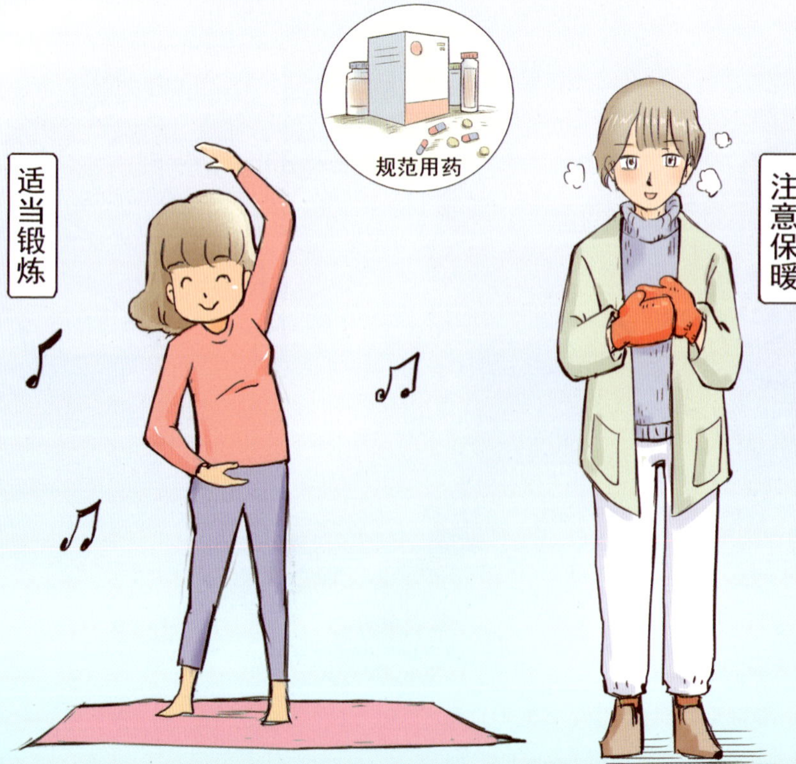

中医说

中医认为“正气所存，邪不可干”，意为体内正气充盛时则邪气很难侵袭机体，因此对于疾病的预防，中医更建议扶正气、避邪气来预防未发生之病。

扶正气的方法诸多，如补养脾胃，又如卫气可保护身体防御外邪侵袭。补养脏器时需遵循阴阳平衡、五行生克、辨证施治。此外，中医药物、针灸、导引按摩等皆可刺激经气提高机体的抗邪能力，调节阴阳平衡，从而达到预防的效果。

避免久居湿寒冷或者湿热的环境是预防类风湿关节炎重要的方法，久处湿气严重的环境可形成关节炎症，湿气久留关节经络处气血停滞痹阻，若遇外邪则发为痹症。

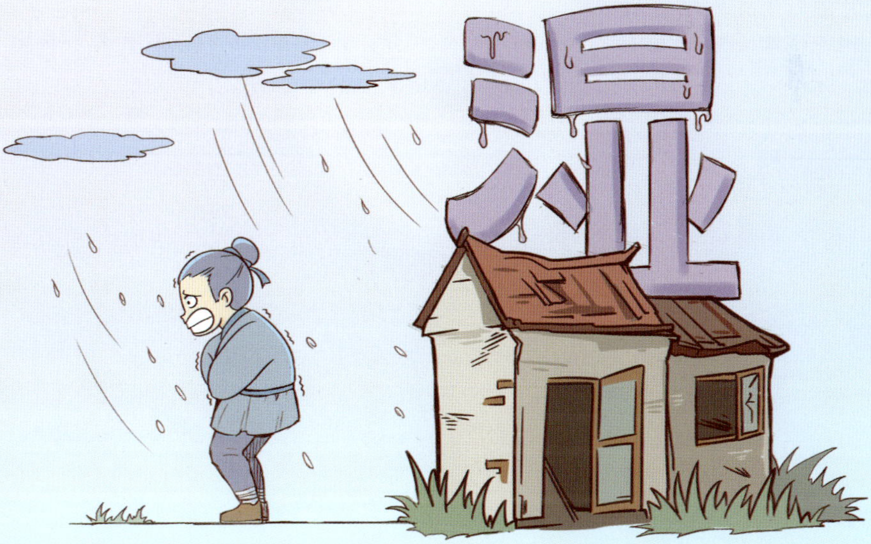

85. 类风湿关节炎患者如何改善生活方式？

西医说

类风湿关节炎患者日常生活中，应该改善生活方式，以达到减轻关节炎的目的。

（1）均衡饮食。保持均衡的饮食，摄入足够的蛋白质、脂肪、糖类、维生素和矿物质，避免过多摄入高脂肪、高盐和高糖食品。

（2）适当运动。选择适合的运动方式，如散步、练瑜伽、打太极拳等，避免高强度、高冲击性的运动。在运动过程中，注意保护关节，避免受伤。

（3）保持良好的心理状态。保持乐观的心态，积极面对疾病，有利于缓解关节疼痛，提高生活质量。寻求心理支持，与亲朋好友交流，或寻求专业心理咨询师的帮助，以排解内心压力。

（4）规律作息。保证充足的睡眠和规律的作息时间，避免过度劳累和熬夜等不良生活习惯。

（5）避免不良生活习惯。如吸烟和过量饮酒，这些习惯会加剧炎症并影响药物效果。

（6）注意日常保暖。保持居住环境干燥，避免潮湿环境加重关节炎症。早晚注意保暖，尤其是关节炎易发部位，如膝盖、手腕等。

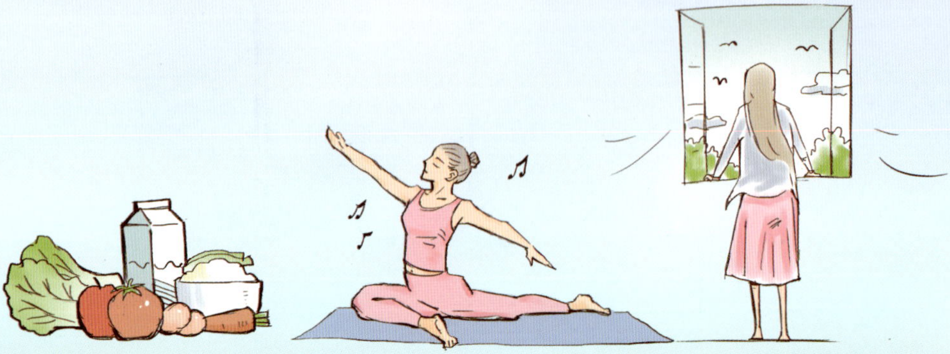

86. 类风湿关节炎患者如何进行运动锻炼?

西医说

类风湿关节炎患者可以在身体允许情况下进行以下运动。

（1）有氧运动。低强度的有氧运动，如散步、游泳、骑自行车等，有助于提高心肺功能，减轻疲劳感，同时对关节的压力较小。

（2）轻度力量训练。如使用哑铃或弹力带进行的腿部、手臂和躯干锻炼，可以增强肌肉力量，减少关节负担。

（3）灵活性练习。进行瑜伽、普拉提等灵活性练习，有助于提高身体的柔韧性和平衡能力，同时也能带来放松和减压的效果。

（4）关节活动训练。进行专门针对关节活动的训练，如手指的伸直和屈曲动作，可以帮助保持关节的活动度和灵活性。

（5）平衡训练。进行单脚站立、坐姿旋转等平衡训练，可以提高身体的稳定性和控制力。

（6）水中运动。游泳或水中有氧运动，可以减轻关节疼痛。

（7）锻炼前的准备。在开始锻炼计划之前，建议咨询医生或康复治疗师的意见，选择适合自己的运动方式和强度。

（8）监测身体的反应。在运动中注意身体的信号，避免过度用力造成疼痛。

（9）循序渐进。运动强度和时间应根据个人的病情和体能逐渐增加，避免突然进行高强度的运动。

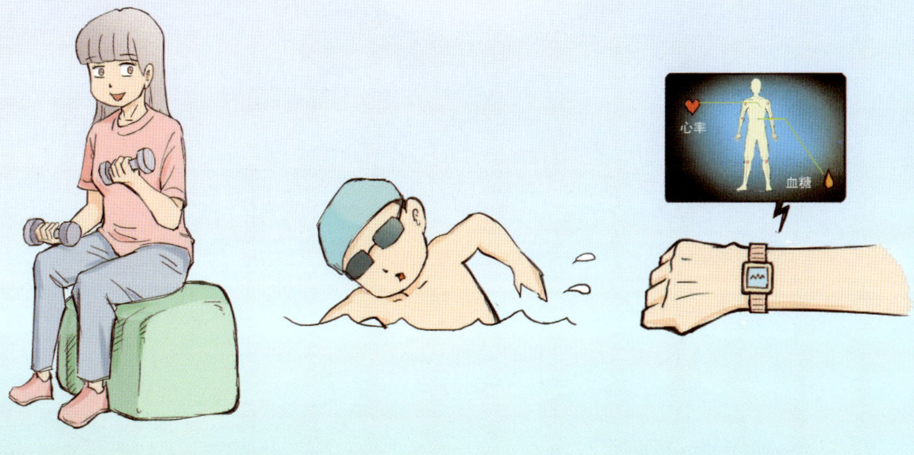

87. 类风湿关节炎患者如何进行饮食调理?

西医说

（1）限制某些食物摄入。少食花生、巧克力、小米、干酪、奶糖等含酪氨酸、苯丙氨酸和色氨酸的食物，这些食物可能产生致炎介质，易引起变态反应，加重关节炎。

（2）减少高脂肪、高糖食物摄入。过多的高脂肪和高糖类摄入会加重关节肿痛。

（3）减少高盐食物摄入。减少盐分摄入，以免造成钠盐潴留，加重关节肿胀程度。

（4）避免刺激性食物摄入。辣椒、大蒜、芥末等辛辣、刺激性食物，会加重关节炎症状。

（5）避免生冷寒凉食物摄入。雪糕、冰镇西瓜等寒凉食物可能影响肢体血液循环，长期食用可能影响关节功能。

（6）适量补充 ω-3 脂肪酸。ω-3 脂肪酸对类风湿关节炎的炎症活动下降和症状减轻有积极作用。

（7）增加抗炎食物摄入。适量多食动物血、蛋、鱼、虾、豆类制品、土豆、牛肉、鸡肉等富含组氨酸、精氨酸、核酸和胶原的食物，有助于改善关节状况。

（8）适量补充维生素和矿物质。维生素 C 有助于病损组织的修复，而硒、锌等微量元素对类风湿关节炎患者有益。

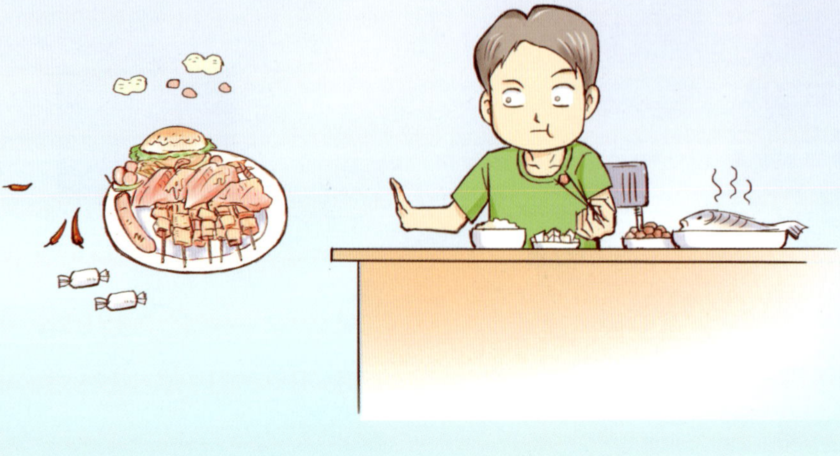

88. 类风湿关节炎患者如何在日常生活中保护关节？

西医说

首先，适当的体育运动和特定的功能锻炼有助于关节处的血液循环，提高僵硬关节的灵活度，避免肌肉萎缩，有效地保持肌肉张力。患者在进行锻炼时，应避免使指关节受力，以有效地保护脆弱的小关节。

其次，减轻体重对于关节保护同样重要。肥胖会加重关节面的负担，导致关节结构加速磨损、老化，进而引发变形性关节炎。因此，通过合理饮食和适当运动来控制体重，对于类风湿关节炎患者来说是非常必要的。

再次，保暖工作也是关键。类风湿关节炎患者对气候因素较为敏感，特别是在雨天、冬季时，疾病症状可能会明显加重。因此，在寒冷、潮湿的天气下，患者一定要做好关节处的保暖工作，尽量不在风袭较强处停留过久。

最后，物理疗法（如按摩、热敷等）也是辅助关节保护的有效手段。这些疗法能促进关节处的血液循环，缓解疼痛红肿的现象。

综上所述，类风湿关节炎患者在日常生活中应注重关节功能锻炼、体重的控制、保暖措施的实施以及物理疗法的辅助。

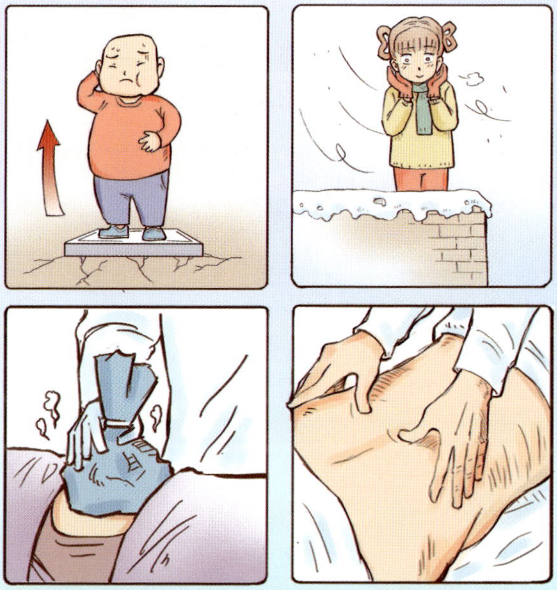

89. 类风湿关节炎治疗期间，如果感染了怎么办？

西医说

首先，应尽早告知医生，详细描述感染的症状，以便医生能够迅速评估病情并调整治疗方案。

其次，关于药物调整，如果患者正在使用糖皮质激素和生物制剂等药物，医生可能会根据感染情况调整剂量或暂停使用某些药物。这是因为抗风湿药可能会影响免疫系统的功能，从而增加感染的风险或影响抗感染的治疗效果。

再次，在治疗感染期间，务必保持良好的个人卫生习惯，如勤洗手、避免接触感染源等，以降低感染的风险。此外，保持充足的休息和合理的饮食也非常重要，它们有助于提高身体的抵抗力，促进感染的恢复。

最后，每个患者的具体情况都是不同的，因此治疗方案也会因人而异。

总之，如果在类风湿关节炎治疗期间发生感染，应及时就医、告知医生、调整药物、保持个人卫生和合理饮食。通过科学的治疗和管理，患者可以有效控制病情并恢复健康。

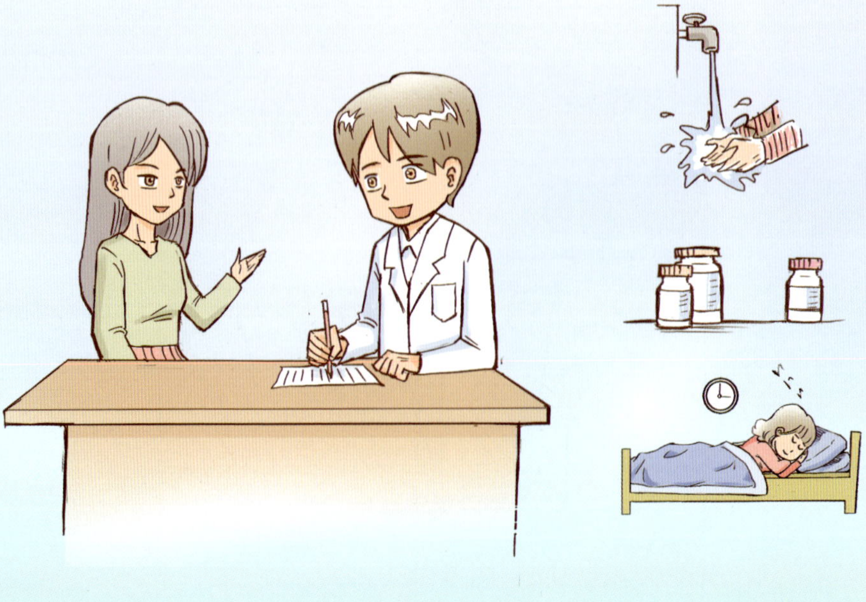

90. 得了类风湿关节炎，还可以怀孕哺乳吗？

西医说

首先，类风湿关节炎患者可以怀孕，但需要在医生的指导下进行。在备孕阶段，患者应该进行全面身体检查，评估病情。如果病情处于活动期或较严重，建议先进行治疗，待病情稳定后再考虑怀孕。

在怀孕期间，患者需要密切关注病情的变化，定期进行产前检查。由于怀孕期间的激素水平变化可能会影响类风湿关节炎的病情。因此，患者需要与医生保持密切沟通，及时调整治疗方案。同时，患者还需要注意保持良好的生活习惯，包括合理饮食、适量运动、充足休息等，以提高身体的抵抗力。

其次，关于哺乳，最新的指南认为，类风湿关节炎患者在病情稳定且未使用对婴儿有害的药物情况下，可以进行哺乳。如果需要使用药物控制病情，患者应咨询医生，了解药物对婴儿的影响，选择合适的替代药物或暂停哺乳。

此外，患者在哺乳期间还需要注意保持乳房的清洁和卫生，避免感染。同时，合理安排饮食，保证充足的营养摄入，有助于维持良好的乳汁分泌，保障婴儿的健康。

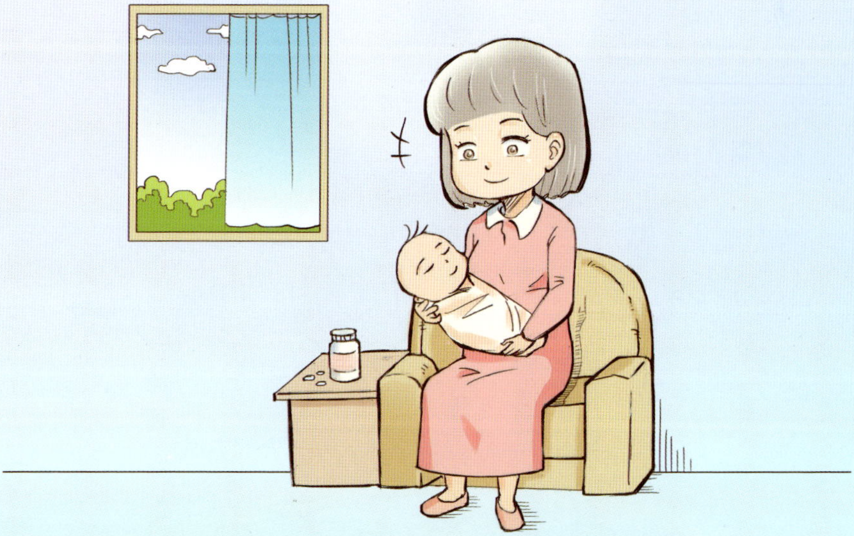

91. 类风湿关节炎患者可以吸烟、饮酒吗?

西医说

类风湿关节炎患者应戒烟。吸烟是目前已知最强的导致类风湿关节炎的环境因素之一。另外，被动吸烟同主动吸烟一样对疾病起到推波助澜的作用，会使关节局部缺血缺氧，导致疼痛加重。

类风湿关节炎患者应限酒。对于症状轻的、没有全身不适的患者，可以少量或适量饮酒，适量的饮酒能够加快血液循环的速度，延缓关节炎的侵蚀和破坏，抑制病情进展。对于症状比较重，且全身关节部位出现胀痛的患者，应避免饮酒，因为饮酒容易导致血管扩张、神经功能异常，会加重全身关节肿痛，不利于疾病控制。由于酒需要通过肝脏代谢，而多种抗风湿药物也需要通过肝脏代谢，抗风湿药物和酒同时使用会增加肝脏负担和毒性。饮酒对胃肠道黏膜也有一定的损伤，而多数抗风湿药物有增加胃黏膜损伤风险。因此，服用抗风湿药物治疗期间是需要限酒的。

总的来说，对于类风湿关节炎患者，除了戒烟限酒外，还应尽量避免被动吸烟，这样能更好、更有效地控制病情。

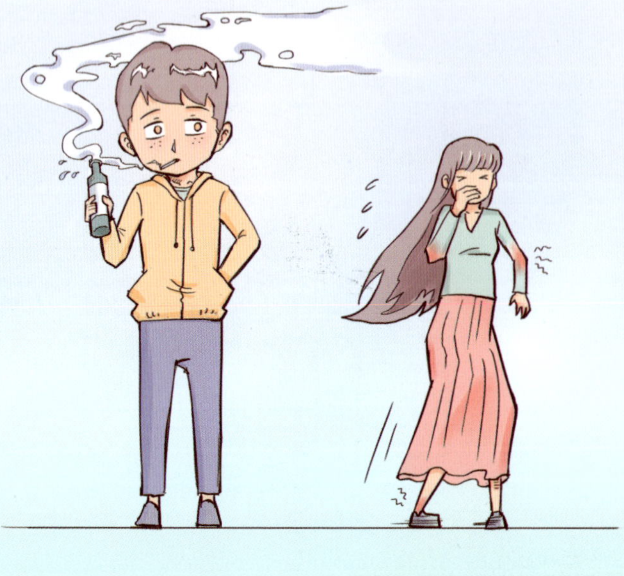

92. 类风湿关节炎患者可以打疫苗吗？

西医说

类风湿关节炎患者可不可以打疫苗取决于患者的病情控制情况、疫苗种类及接种时机。

类风湿关节炎患者患感染性疾病的风险远远高于健康人群。因此，接种疫苗是类风湿关节炎患者预防感染的有效方法。疫苗接种需在疾病稳定期，同时一般症状良好的情况下进行，如患者处在类风湿关节炎的急性发作期，则不建议接种疫苗，否则会使患者的病情活动性增加，加重病情。

在疫苗选择上，首选接种灭活疫苗和重组蛋白疫苗，如流感疫苗、病毒性肝炎疫苗等相对比较安全，不建议接种病毒载体疫苗和减毒活疫苗，可能会引起病情活动，或引起免疫紊乱。在使用免疫抑制剂治疗的患者，建议在免疫抑制剂治疗开始前 2～4 周开始接种疫苗。但由于患者个体病程及病情的差异较大且使用药物种类较多，建议患者在疫苗接种前咨询自己的专科医生，由专科医生进行专业的评估并提供建议。

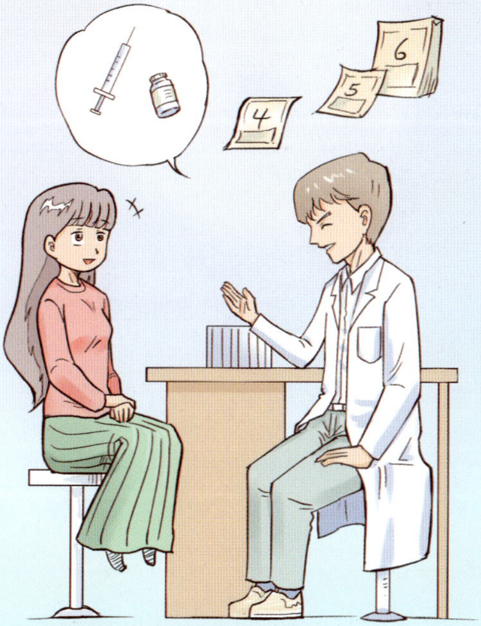

93. 类风湿关节炎患者需要补充钙和维生素 D 吗?

西医说

类风湿关节炎由于关节、骨骼炎症，会直接影响到骨代谢，引起骨质疏松，而糖皮质激素的使用，易导致骨量的流失，因此，在治疗早期做好骨质疏松的预防非常重要。而补钙是预防骨质疏松的一个重要措施。

专家共识中指出，对于计划使用糖皮质激素治疗疗程≥3 个月者，应提前进行补钙，推荐每日补充元素钙 1 000～1 200 mg。可以通过服用补钙产品进行补钙，也可以有意识地多吃一些富含钙的食物，如奶制品、海产品、豆制品、干果类、深绿色蔬菜类等。

在补充元素钙的同时，还要补充维生素 D 或活性维生素 D，促进钙的吸收。同时，维生素 D 还可以调节免疫系统，减少炎症反应。推荐每日补充维生素 D 600～800 IU 或活性维生素 D。除药物补充维生素 D 外，富含维生素 D 的食物有鱼肝油、牛奶、蛋黄等。另外，大量维生素 D_3 的合成主要依赖皮肤接受阳光的照射，而晒太阳就是补充维生素 D 最简单有效的方法，建议每日阳光照射 15～30 分钟，正常头颈部、手部暴露在阳光下即可，避免阳光直射，防止灼伤。

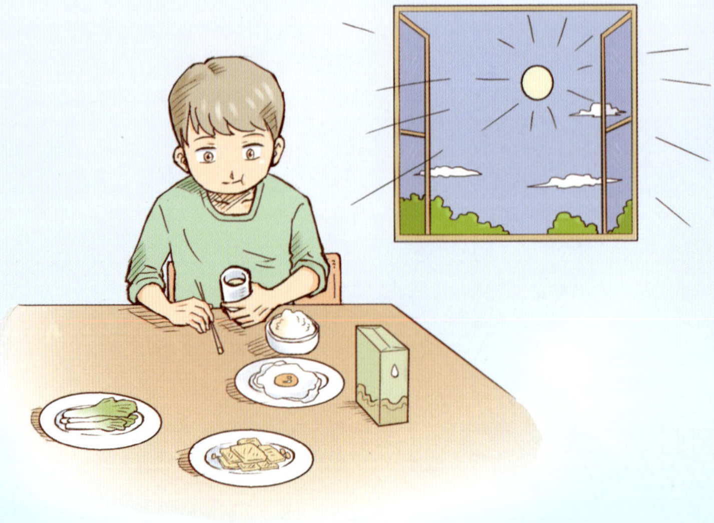

94. 类风湿关节炎患者可服用的药食同源的中药材有哪些？

中医说

药食同源的中药材有很多，如山药、大枣、山楂、黑豆、枸杞、薏苡仁、生姜、桑葚、蜂蜜、覆盆子等。

首先，在上述的这些药食同源的中药材中，关节疼痛的患者可以适度地食用薏苡仁，其性甘、淡、凉，归脾、胃、肺经，功效为利水渗湿，健脾止泻，除痹，排脓，解毒散结，可以用于水肿、泄泻、肺痈、肠痈、湿痹拘挛等病。

其次，俗话说“冬吃萝卜，夏吃姜”，所以可以适量地食用生姜。其性辛，微温，归肺、脾、胃经。功效是解表散寒，温中止呕，化痰止咳，解鱼蟹毒，可用于风寒感冒、胃寒呕吐、寒痰咳嗽、鱼蟹中毒等。关节怕冷的患者也可以适量食用。山楂性酸、甘、微温，归脾、胃、肝经，功效为消食健脾、行气散瘀、化浊降脂，可用于肉食积滞、胃脘胀满、血瘀经闭等。关节刺痛、瘀血阻络的患者可以适量食用。而山药、大枣、黑豆、枸杞、桑葚、蜂蜜、覆盆子都是补益类的中药，需要根据患者体质辨证再食用。

建议患者要在中医的指导下服用药食同源的中药。

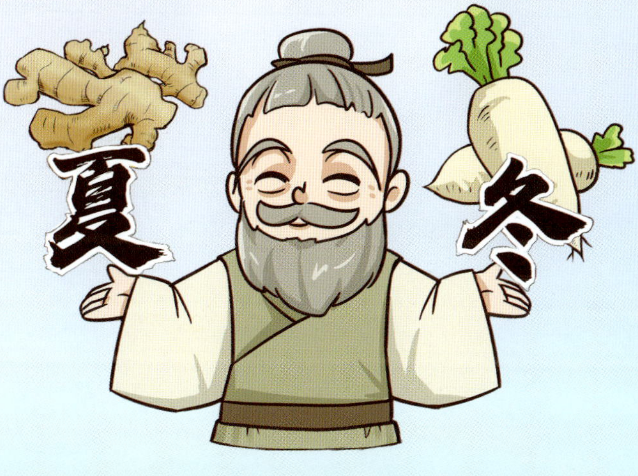

95. 类风湿关节炎患者四季的适宜饮食有哪些?

中医说

类风湿关节炎的发生与风、寒、湿、热等邪气侵袭人体有关。《素问·四气调神大论》论述了顺应四时阴阳变化，调神养生治未病的思想。以下是为类风湿关节炎患者提供的四季适宜饮食建议。

（1）春季饮食。《素问·四气调神大论》提到，春季三个月，是万物生发、天地一片生机勃勃的时节。为了适应春季，应顺着春天的生发之气而舒畅活泼来实现养生，如果违逆了春生之气，就会损伤肝气。而肝气郁结易导致脾虚生湿。故春季饮食应疏肝理气、健脾利湿。

推荐食材：薏苡仁、扁豆、玫瑰花、枸杞、大麦。

说明举例：玫瑰花疏肝解郁，枸杞养肝明目，薏苡仁、扁豆、大麦健脾利湿。玫瑰花、大麦泡茶；薏苡仁、扁豆、枸杞煮粥食用。

（2）夏季饮食。《素问·四气调神大论》提到，夏季三个月，万物茂盛繁荣，天地气息相通，万物开花结果。为了适应夏季，应使人体阳气宣通开发，像热爱之情显现在外一样，如果违逆了夏长之气，就会损伤心气。故夏季饮食应清热解暑、清心火。

推荐食材：绿豆、冬瓜、薏苡仁、莲子、百合。

说明举例：绿豆、冬瓜清热解暑，莲子、百合清心火，薏苡仁健脾利湿。可食用绿豆汤、冬瓜汤、莲子百合羹、薏苡仁粥。

春季：

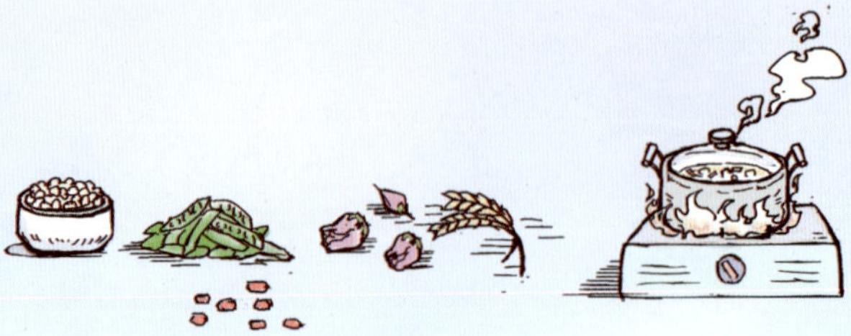

夏季：

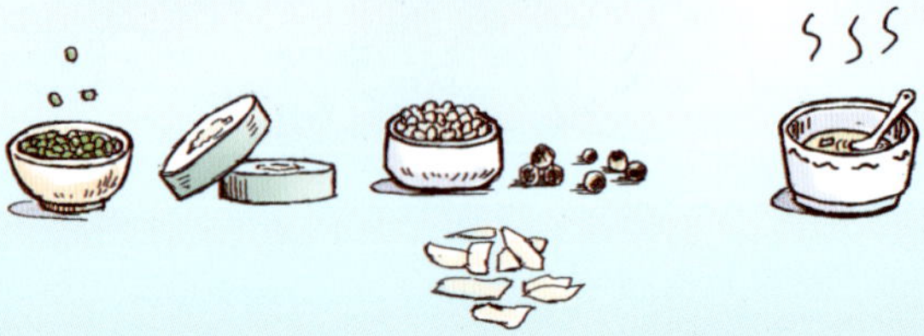

（3）秋季饮食。《素问·四气调神大论》提到，秋季三个月，自然界万物成熟，阳气窘急，阴气萌动，天气变得肃杀。为了适应秋季，应不使神志外驰，保持肺气清肃，如果违逆了秋收之气，就会损伤肺气。故秋季饮食应滋阴润燥。

推荐食材：银耳、百合、梨。

说明举例：银耳、百合、梨滋阴润燥。可做银耳羹、百合汤、梨汁。

（4）冬季饮食。《素问·四气调神大论》提到，冬季三个月，自然万物潜伏封闭，比如水结成冰、地冻而裂。为了适应冬季，人们不应干扰阳气，注意保暖，不要开泄毛孔出汗，使阳气损耗，如果违逆了冬藏之气，就会损伤肾气。故冬季饮食应温补阳气。

推荐食材：羊肉、羊肾、羊脊骨、牛肉、枸杞、当归、红枣、姜。

说明举例：可多食用温补阳气的食材，如羊肉、牛肉等。适合喝一些温补的汤品，如羊肉汤、牛肉汤。著名的药膳有枸杞羊肾粥、羊脊骨羹。但必须指出的是，对于疾病活动期患者需慎用补品，以免加重病情；对于疾病处于稳定期患者也应忌盲目进补，以免病情复发。

类风湿关节炎患者四季都应注重饮食均衡，避免过食生冷、辛辣、油腻食物。

秋季:

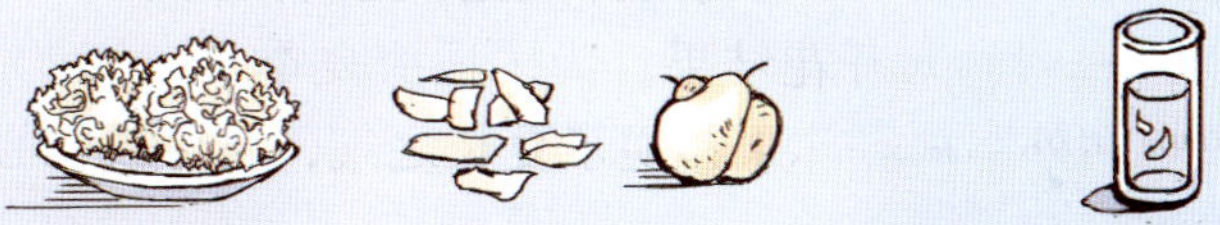

冬季:

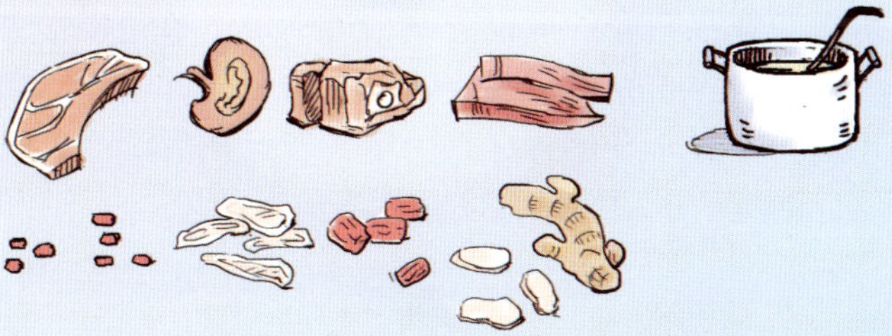

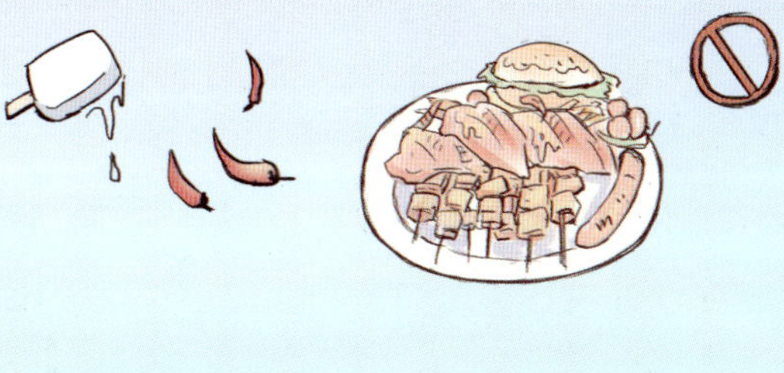

96. 类风湿关节炎患者起居养护有哪些注意事项?

中医说

类风湿关节炎患者应起居有常，以下是日常生活中的起居养护建议。

（1）避风寒，远潮湿。应特别注意防寒保暖，尤其是关节部位。洗手宜用温水。夜间睡前热水泡脚促进血液循环。夏季开电风扇、空调时避免直面风口。冬季可使用电热毯或热水袋保暖，但应避免烫伤。外出戴好手套、护膝等保暖用具。居所应向阳、通风、干燥。

（2）保护关节，减少损伤、畸形。急性期关节肿痛，患者常摆出异常姿态、体位减轻疼痛。若不及时纠正，日久影响活动，生活自理能力下降。最常见的不良姿势如患者双膝肿痛时屈曲双膝或于腘窝处加垫枕头，均应告诫患者尽量伸直屈曲的膝关节，禁止加垫，避免长时间固定姿势造成挛缩畸形。对于长期卧床者注意时常更换体位，防止压疮。对于手指或肘关节畸形者，可用调羹代替筷子、用长柄牙刷等简易工具，使患者生活方便。对下肢关节变形、行走不便者，预防跌倒，适当应用助行器、拐杖、轮椅等。即便是有一定工作能力的患者，也应劳逸结合，经常变换工作姿势。

（3）适度运动，增强体质。对于关节运动功能尚未严重受损的类风湿关节炎患者，在病情稳定期，适度的运动，促进气血周流、增强体质，保证关节活动度，但患者应选择适合的运动方式、运动量，避免损伤关节、劳累过度。推荐散步、打太极拳等柔和的运动方式，有助于舒展筋骨，增强关节灵活性。运动量以运动后第 2 天全身体感症状为度，若运动后第 2 天出现关节肿痛加重或显著疲劳感，则提示运动过量，应减少当前运动量。

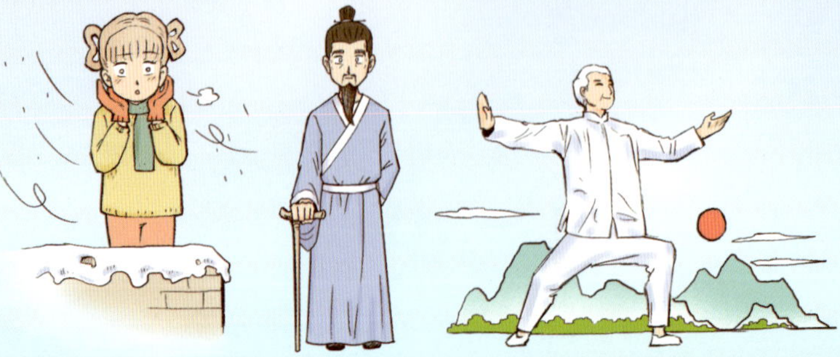

97. 类风湿关节炎患者如何进行情志护理？

中医说

中医强调“恬淡虚无，真气从之，精神内守”以达养生目的，情志因素对类风湿关节炎的预后有着重要的影响。以下是对类风湿关节炎患者在情志护理方面的一些建议。

（1）情志与疾病的关系。中医对于情志因素影响疾病的认知早已有之。有“七情致病”之说，七情分别为喜、怒、忧、思、悲、恐、惊，《黄帝内经·素问·举痛论》提出“怒则气上，喜则气缓，悲则气消，恐则气下，惊则气乱，思则气结”，揭示了七情过度对人体气机的影响。气机一旦逆乱，则会产生各种生理异常，久而久之发生发展为疾病。狭义情志病角度来看，情志郁结（即现代病情绪障碍范畴，如焦虑、抑郁），可导致气郁，从而产生躯体疾病，故朱丹溪说“一有怫郁，诸病生焉”。

（2）情志与五脏的关系。中医还提出“五志过极”的概念，认为“喜伤心”“怒伤肝”“思伤脾”“悲（忧）伤肺”“（惊）恐伤肾”这说明情志因素可以直接影响五脏功能，从而致病。中医对情志致病的治疗总不离疏肝解郁、养心安神、健脾、补肾等。

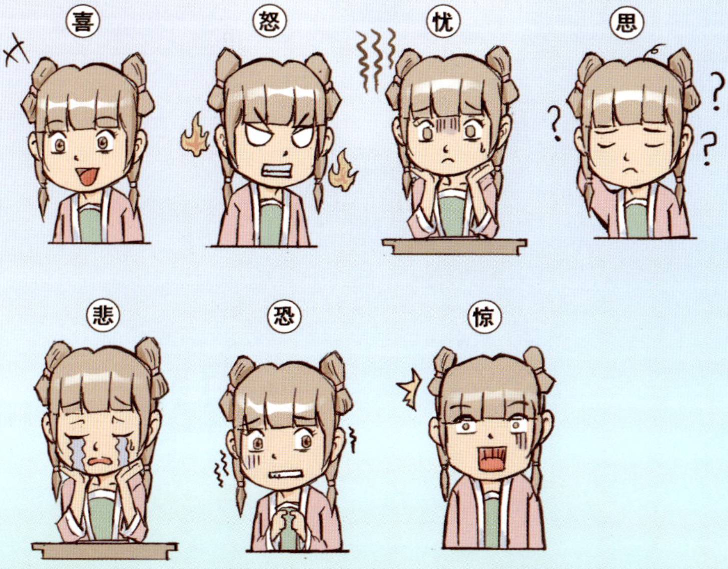

（3）类风湿关节炎患者的情志状态。早期类风湿关节炎患者常对本病有过度的恐惧、焦虑，认为其病为“不死的癌症”，从而逃避问题、消极面对，往往延误治疗的黄金时期。晚期类风湿关节炎患者由于长期遭受关节疼痛、畸形的折磨，加之有一定的经济负担，一部分人会产生抑郁的情绪，负面的情绪可进一步加重躯体的疼痛，从而形成恶性循环。

（4）类风湿关节炎患者的情志护理。中医提倡通过情志疏导，帮助患者排解负面情绪，获得心理支持。作为医者需要充分宣教，使患者正确认识疾病，面对疾病的痛苦及其带来的不良情绪，让患者了解自身病情，积极沟通诊疗方案。正如《黄帝内经·灵枢·师传》中指出：“人之情，莫不恶死而乐生，告之以其败，语之以其善，导之以其所便，开之以其所苦。”家庭成员的支持也是情志护理的重要环节，需鼓励患者适当倾诉内心的烦恼和压力，以获得情感支持和理解。

培养兴趣爱好，如绘画、书法、音乐等，可以转移注意力，达到“移情易性”的目的，减少焦虑和烦躁情绪。对于轻症情志问题，必要时可在医生指导下加用疏肝解郁、养心安神的中药方剂，如逍遥散、柴胡疏肝散、归脾汤、天王补心丹、酸枣仁汤等。

部分类风湿关节炎患者，除明显的情绪异常外，可伴见失眠、早醒、兴趣减退、自杀意念等，属于较严重的情绪障碍，必须及时进行干预治疗，避免不良事件发生。

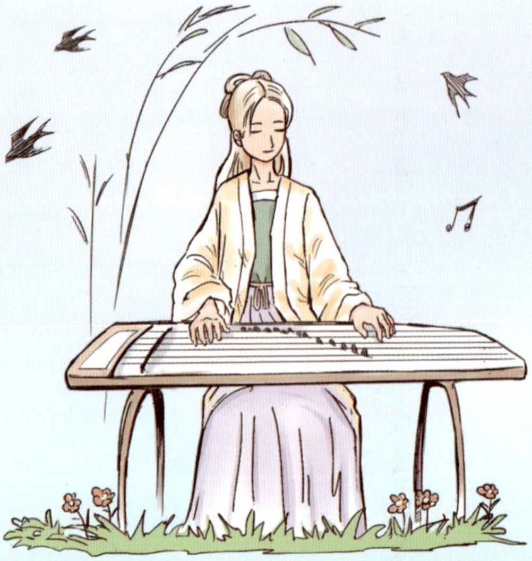

98. 类风湿关节炎患者给药护理有哪些？

中医说

常言道“是药三分毒”，以下是类风湿关节炎患者在使用中医药期间的给药护理建议。

（1）中成药。服用中成药期间，建议患者遵医嘱服药，避免盲目参考说明书。切勿改变药物剂型，如有患者认为胶囊伤胃，将中成药胶囊中的粉末直接吞服，从而产生不良反应。对于有胃病的患者，可采用餐中服用中成药胶囊的方式，避免刺激胃部，减少不良反应。对于服用中成药后出现广泛皮疹、剧烈消化道症状等以往未出现的急性不良反应，应立即停药，及时就医。

（2）中药汤剂。中药汤剂内服要严格按照医嘱执行，从而保证疗效，避免不良反应。一般来说，补益药物空腹口服，安神药物睡前服用，以提高疗效。类风湿关节炎患者长期服用消炎止痛药、糖皮质激素，胃病者居多，可采用饭后服用中药汤剂，并与西药服用时间间隔半小时。

（3）外用中药。外用中药关节涂擦封包、中药关节泡洗也是治疗类风湿关节炎的重要手段，常见的不良反应多为局部用药处的皮疹，多因封包、泡洗时间过久所致，及时停药，清洗局部，观察局部皮肤反应，必要时建议至皮肤科就诊。

（4）定期检查。类风湿关节炎患者常常求治心切，易听信偏方，而偏方往往存在药物成分不明（中、西药混用），或者药物剂量超越常规的情况，可能存在较大的毒副作用，故服药期间必须验血检查。即便是在有明确医疗资质的机构服用中药，也需定期检查验血以监测有无不良反应，及时规避。

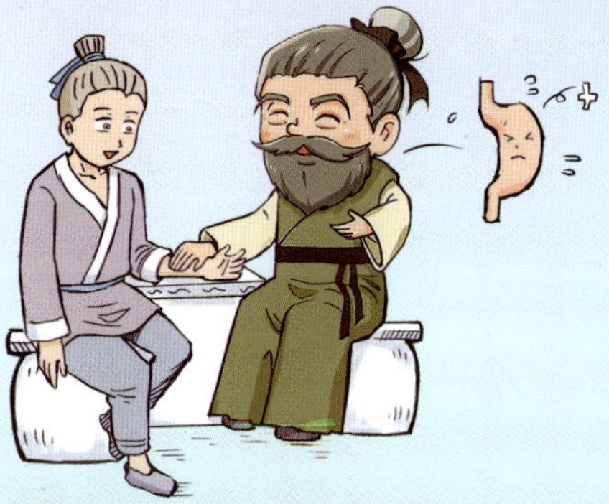

99. 从中医看类风湿关节炎患者如何自我管理？

中医说

在《素问·上古天真论》中提到："食饮有节，起居有常，不妄作劳。"有些患者一听到自己得了类风湿关节炎，就想到一句话"不死的癌症"，然后就十分紧张焦虑，以至于失眠等。有些类风湿关节炎患者关节发作的时候，疼痛难忍。《素问·上古天真论》中提到："夫上古圣人之教下也，皆谓之虚邪贼风，避之有时，恬惔虚无，真气从之，精神内守，病安从来。"按照上古圣人的做法，避免风、寒、湿等邪气，生活作息有规律，关节肿痛就抓紧时间来医院治疗，避免太过焦虑、紧张等精神内耗，饮食有所节制，按照医生的医嘱服药，症状就能缓解。当然，也有很多患者连最基本的按照医嘱服药都不一定能做到，比如让患者口服中药或者中药外洗，患者却没有时间。所以，类风湿关节炎患者还得自己预留用药治疗的时间。

在《素问·上古天真论》中还提到："以酒为浆，以妄为常，醉以入房，以欲竭其精，以耗散其真，不知持满，不时御神，务快其心，逆于生乐，起居无节，故半百而衰也。"所以，饮食需要节制，生活劳作以自己身体适宜为度，让关节充分休养恢复，以免风、寒、湿的邪气侵袭关节，造成关节肿痛反复。

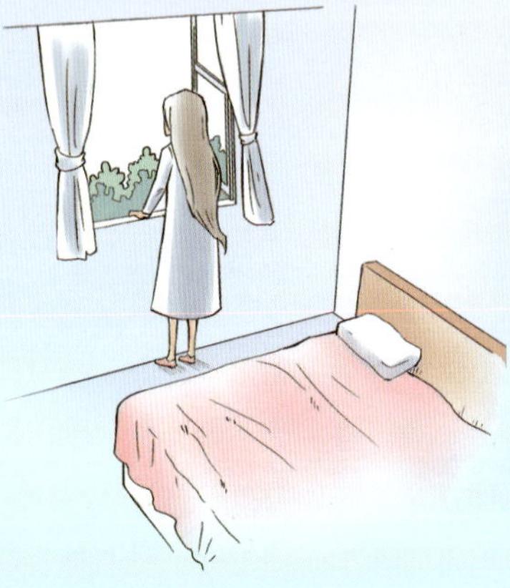

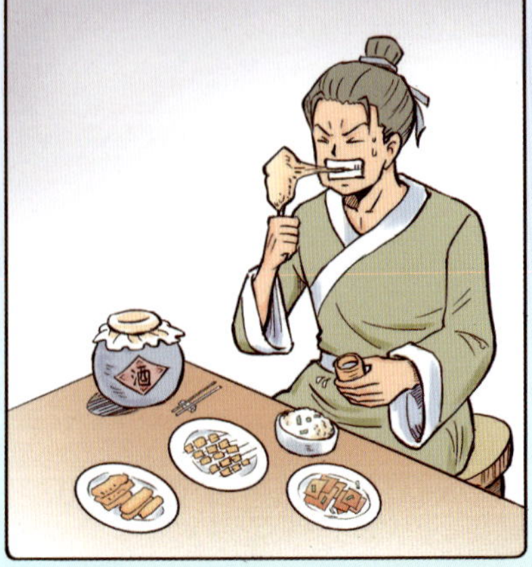

100. 类风湿关节炎患者中药治疗期间饮食禁忌有哪些?

中医说

“得了类风湿关节炎，是否需要忌口?”这是一个患者关心、医生难解的问题。以下我们将从三个方面解释。

(1) 有没有绝对需要的日常“忌口”?过去吃过那些曾明显诱发类风湿关节炎关节肿痛加重的食物，应该“忌口”，避免再次食用。除此之外，其他食物都可以吃，要保证摄入食物的多样、均衡。

(2) 服中药期间，有无“忌口”?中药里有许多是药食同源之品，中医理论中各种食物也存在寒热温凉，但除非是大量摄入某些性味偏颇的食物，一般很难影响中药原有的疗效。现实中，类风湿关节炎患者因食物引起病情复发有很大一部分实际情况是，患者认为自己得了免疫病，“抵抗力差”，人特别“虚”，盲目大量“进补”导致的。诚如《黄帝内经·素问阴阳应象大论》中所讲“形不足者，温之以气，精不足者，补之以味”，补益也要根据个人体质不同及虚之所在具体实施。

(3) 患者到底在“忌口”什么?由于每个人体质不同，患者需要在饮食上有所调整，但不是绝对的“忌口”。如体质内热旺盛者，饮食上不宜摄入过多热性食物，如大蒜、韭菜、生姜、辣椒；脾虚者不宜进食过多凉性食物、果蔬，如苦瓜、梨等；舌苔厚腻者，提示内生痰湿，不宜摄入过多肥甘厚味，如油炸食品、脂肪含量较高的肉类以及烟酒、茶叶，应以清淡为主。

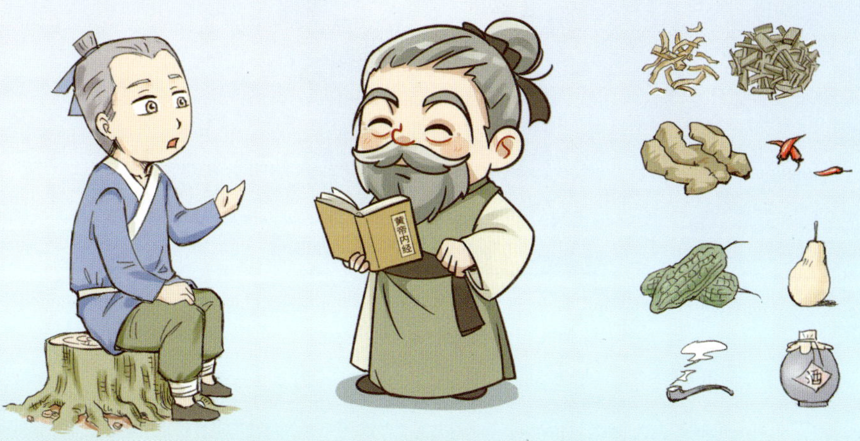

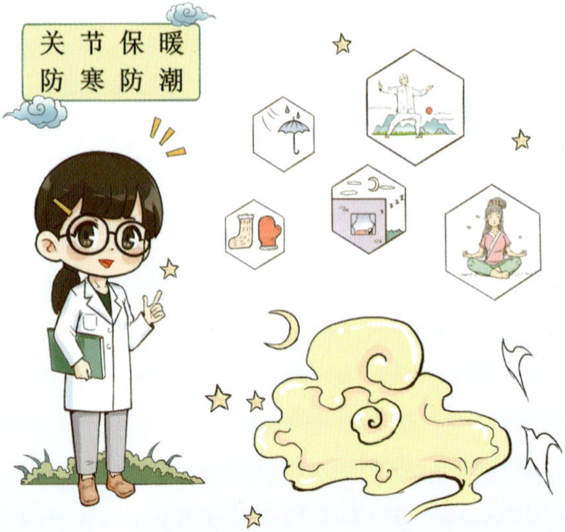
关节保暖
防寒防潮

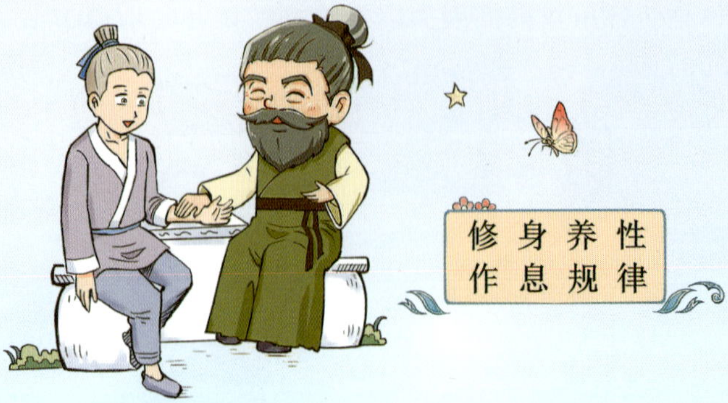
修身养性
作息规律